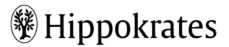

Homöopathie bei Heuschnupfen

Jörn Dahler
Michael Teut
Christian Lucae

2 Abbildungen
13 Tabellen

Hippokrates Verlag · Stuttgart

Bibliografische Information
der Deutschen Nationalbibliothek

Die Deutsche Nationalbibliothek verzeichnet diese Publikation in der Deutschen Nationalbibliografie; detaillierte bibliografische Daten sind im Internet über http://dnb.d-nb.de abrufbar.

Anschrift der Autoren:

Jörn Dahler
In der Spilset 5
65618 Selters

Dr. med. Michael Teut
Charité Ambulanz für Prävention
und Integrative Medizin (CHAMP)
Luisenstr. 57
10117 Berlin

Dr. med. Christian Lucae
Franz-Joseph-Str. 5
80801 München

Wichtiger Hinweis: Wie jede Wissenschaft ist die Medizin ständigen Entwicklungen unterworfen. Forschung und klinische Erfahrung erweitern unsere Erkenntnisse, insbesondere was Behandlung und medikamentöse Therapie anbelangt. Soweit in diesem Werk eine Dosierung oder eine Applikation erwähnt wird, darf der Leser zwar darauf vertrauen, dass Autoren, Herausgeber und Verlag große Sorgfalt darauf verwandt haben, dass diese Angabe **dem Wissensstand bei Fertigstellung des Werkes** entspricht.

Für Angaben über Dosierungsanweisungen und Applikationsformen kann vom Verlag jedoch keine Gewähr übernommen werden. **Jeder Benutzer ist angehalten**, durch sorgfältige Prüfung der Beipackzettel der verwendeten Präparate und gegebenenfalls nach Konsultation eines Spezialisten festzustellen, ob die dort gegebene Empfehlung für Dosierungen oder die Beachtung von Kontraindikationen gegenüber der Angabe in diesem Buch abweicht. Eine solche Prüfung ist besonders wichtig bei selten verwendeten Präparaten oder solchen, die neu auf den Markt gebracht worden sind. **Jede Dosierung oder Applikation erfolgt auf eigene Gefahr des Benutzers.** Autoren und Verlag appellieren an jeden Benutzer, ihm etwa auffallende Ungenauigkeiten dem Verlag mitzuteilen.

© 2009 Hippokrates Verlag in
MVS Medizinverlage Stuttgart GmbH & Co. KG
Oswald-Hesse-Straße 50, 70469 Stuttgart

Unsere Homepage: www.hippokrates.de

Printed in Germany

Zeichnungen: A. Brauner,
82383 Hohenpeißenberg
Umschlaggestaltung: Thieme Verlagsgruppe
Umschlagfotos: Creativ Collection, Freiburg;
Dr. Roland Spohn, Engen
Satz: Mitterweger & Partner GmbH,
68723 Plankstadt
gesetzt in: 3B2
Druck: Offizin Andersen Nexö Leipzig GmbH,
04442 Zwenkau

ISBN 978-3-8304-5405-2   1 2 3 4 5 6

Geschützte Warennamen (Warenzeichen) werden **nicht** besonders kenntlich gemacht. Aus dem Fehlen eines solchen Hinweises kann also nicht geschlossen werden, dass es sich um einen freien Warennamen handelt.
Das Werk, einschließlich aller seiner Teile, ist urheberrechtlich geschützt. Jede Verwertung außerhalb der engen Grenzen des Urheberrechtsgesetzes ist ohne Zustimmung des Verlages unzulässig und strafbar. Das gilt insbesondere für Vervielfältigungen, Übersetzungen, Mikroverfilmungen und die Einspeicherung und Verarbeitung in elektronischen Systemen.

Vorwort

Ein Viertel der Bevölkerung Mitteleuropas leidet im Laufe des Lebens unter Heuschnupfen. Die konventionelle Therapie ist in der Regel palliativ, die Hyposensibilisierung erfordert Durchhaltevermögen und wird von Patienten häufig abgebrochen. Die Homöopathie bietet eine hilfreiche Therapiealternative. Als „bewährte Indikation" (Galphimia glauca) ist ihre Wirksamkeit belegt, als Isopathie ist sie gut wissenschaftlich untersucht.

Ziel dieses Leitfadens ist es, dem homöopathischen Praktiker ein verlässliches und pragmatisches Therapiewerkzeug an die Hand zu geben. Im Zentrum steht die klassische Homöopathie: Die Arzneiwahl wird aufgrund der individuellen Symptome so weit eingegrenzt, dass die homöopathische Arznei leicht gefunden werden kann.

Zum Einstieg ins Thema beginnt das vorliegende Buch mit knappen Darstellungen zu Geschichte und Krankheitsbild des Heuschnupfens, erläutert die konventionellen Therapiemöglichkeiten und die homöopathische Behandlung samt verwandter Verfahren und stellt die aktuellen wissenschaftlichen Studien dazu im Überblick vor.

Herzstück dieses Leitfadens sind die Materia medica und das Repertorium: Sie enthalten 32 homöopathische Arzneien, die sich bei der Behandlung des Heuschnupfens sehr bewährt haben. Darunter finden sich auch vergleichsweise neue oder „kleine" Arzneimittel wie Ambrosia artemisiifolia, Luffa operculata oder Galphimia glauca, die in bisherigen Arzneimittellehren noch kaum Berücksichtigung fanden.

Insbesondere die Wirksamkeit von Galphimia glauca bei Heuschnupfen wurde in zahlreichen wissenschaftlichen Studien durch Dr. Markus Wiesenauer (Wiesenauer, Lüdtke 1996, 1997) eindrucksvoll nachgewiesen: Seine Metaanalyse konnte so erstmals die Wirksamkeit der Homöopathie belegen. Darüber hinaus wurden die aktuellen Ergebnisse der jüngsten Arzneimittelprüfung von Galphimia glauca ins Buch aufgenommen.

Vorwort

In den vergangenen Jahren wurde allmählich ein „Heuschnupfen-Repertorium" aus Arzneimittelprüfungen, Materia medica und eigenen Kasuistiken zusammengestellt und auf die wesentlichen Rubriken und Arzneien hin kondensiert. Es enthält alle wichtigen Einträge aus verlässlichen Quellen und ergänzt die Arzneimittellehre. Anwendungsbeispiele aus der Praxis der Autoren verdeutlichen die praktische Anwendung von Repertorium und Materia medica anschaulich.

Wir wünschen uns, dass sich dieser praktische Leitfaden in der täglichen Anwendung bewähren und die homöopathische Therapie des Heuschnupfens verbessern wird.

Selters, Berlin, München, *Jörn Dahler, Dr. Michael Teut,*
im Oktober 2008 *Dr. Christian Lucae*

Inhalt

1	**Einführung**	1
1.1	Zur Geschichte des Heuschnupfens	1
1.2	Die allergische Rhinitis	3
1.3	Pollenflugkalender, Kreuzallergientabelle	8
1.4	Konventionelle Therapie	10
1.5	Homöopathie	11
1.6	Isopathie	12
1.7	Therapie mit potenziertem Eigenblut	14
1.8	Komplexmittelhomöopathie	14
1.9	Wissenschaftliche Studien	15
2	**Homöopathische Therapie der allergischen Rhinitis**	20
2.1	Akut oder chronisch?	20
2.2	Welche Symptome sind wichtig?	21
2.3	Repertorisation und Mittelwahl	23
2.4	Dosierung und Potenz	23
2.5	Fragebogen für Patienten	26
3	**Repertorium**	28
3.1	Lokalisation	29
3.2	Empfindungen	31
3.3	Sekretion	32
3.4	Allgemeines und Begleitsymptome	33
3.5	Modalitäten, allgemein	34
3.6	Modalitäten, spezifisch	36
4	**Materia medica**	39
4.1	Allium cepa (All-c.)	39
4.2	Ambrosia artemisiifolia (Ambro.)	41
4.3	Aralia racemosa (Aral.)	41
4.4	Arsenicum album (Ars.)	42
4.5	Arsenicum iodatum (Ars-i.)	44
4.6	Arum triphyllum (Arum-t.)	45

4.7	Arundo mauritanica (Arund.)	46
4.8	Bromium (Brom.)	47
4.9	Carbo vegetabilis (Carb-v.)	48
4.10	Dulcamara (Dulc.)	49
4.11	Euphrasia officinalis (Euphr.)	51
4.12	Galphimia glauca (Galph.)	52
4.13	Gelsemium sempervirens (Gels.)	53
4.14	Iodium (Iod.)	54
4.15	Kalium iodatum (Kali-i.)	55
4.16	Kalium phosphoricum (Kali-p.)	56
4.17	Lachesis muta (Lach.)	57
4.18	Luffa operculata (Luf-op.)	59
4.19	Naja tripudians (Naja)	60
4.20	Natrium muriaticum (Nat-m.)	61
4.21	Nux vomica (Nux-v.)	62
4.22	Psorinum (Psor.)	63
4.23	Pulsatilla pratensis (Puls.)	64
4.24	Ranunculus bulbosus (Ran-b.)	66
4.25	Sabadilla officinalis (Sabad.)	67
4.26	Sanguinaria canadensis (Sang.)	68
4.27	Silicea terra (Sil.)	69
4.28	Sinapis nigra (Sin-n.)	70
4.29	Squilla maritima (Squil.)	71
4.30	Sticta pulmonaria (Stict.)	72
4.31	Teucrium marum verum (Teucr.)	74
4.32	Wyethia helenioides (Wye.)	75
5	**Kasuistiken**	**76**
5.1	Fall 1: Ambrosia artemisiifolia (35-jährige Patientin)	76
5.2	Fall 2: Aralia racemosa (30-jähriger Patient)	79
5.3	Fall 3: Arsenicum album (42-jährige Patientin)	81
5.4	Fall 4: Arsenicum iodatum (18-jähriger Patient)	83
5.5	Fall 5: Bromium (32-jähriger Patient)	84
5.6	Fall 6: Dulcamara (23-jährige Patientin)	85
5.7	Fall 7: Galphimia glauca (59-jährige Patientin)	87
5.8	Fall 8: Gelsemium sempervirens (52-jährige Patientin)	88
5.9	Fall 9: Natrium muriaticum (40-jährige Patientin)	90
5.10	Fall 10: Psorinum (5-jährige Patientin)	93

5.11	Fall 11: Pulsatilla pratensis (30-jährige Patientin)	95
5.12	Fall 12: Silicea terra (7-jähriger Patient)	98
6	**Literatur**	102
6.1	Allgemein	102
6.2	Homöopathie, Isopathie	102
6.3	Wissenschaftliche Studien	104
6.4	Repertorien	106
6.5	Arzneimittellehren	107
7	**Sachverzeichnis**	108

1 Einführung

1.1 Zur Geschichte des Heuschnupfens

Bereits in griechischen Schriften stößt man auf Schilderungen von Symptomen, die einem allergischen Asthma gleichen. Konkrete Beschreibungen der allergischen Rhinitis sind erst in der Neuzeit nachzuweisen. Eine als Vorläuferform des Heuschnupfens angesehene Erkrankung findet sich in der Mitte des 16. Jahrhunderts: Niesen, Juckreiz in der Nase und Atembeschwerden in der Gegenwart von Rosen wurde als *rose cold* (deutsch etwa: Rosenschnupfen) bezeichnet.

Aus dem 17. Jahrhundert gibt es Schilderungen einer alljährlich wiederkehrenden, einer allergischen Rhinitis gleichenden Erkrankung, deren Ursache man aber noch nicht erkannt hatte. Zunächst musste sich die Erkenntnis durchsetzen, dass Schnupfen eine Sekretion der Nasenschleimhaut ist und nicht etwa ein Ausfluss des Gehirns.

Erste Beschreibungen des Heuschnupfens (engl. *hay fever*) als einheitliches Krankheitsbild finden sich Ende des 18. und Anfang des 19. Jahrhunderts bei William Heberden (1710–1801) und John Bostock (1773–1846). Letzterer sprach auch von einem „catarrhus aestivus" (Sommerkatarrh). Philipp Phoebus (1804–1880), Pharmakologe an der Universität Gießen, schrieb im Jahre 1859 über das „Heu-Asthma", wenig später erschien sein Artikel „Der typische Frühsommerkatarrh".

Die bahnbrechende Arbeit zur Erforschung des Heuschnupfens publizierte der Londoner Arzt Charles H. Blackley (1820–1900) im Jahr 1873. Darin wurde der Beweis erbracht, dass die Inhalation von Pollen die Ursache der allergischen Rhinitis darstellt. Außerdem beobachte Blackley die extrem niedrige Prävalenz des Heuschnupfens in der bäuerlichen Bevölkerung und folgerte, dass die ständige Exposition gegenüber Pollen diese Menschen unempfindlich mache. Blackley war homöopathischer Arzt und litt selbst unter Heuschnupfen. Nach wenig erfolgreichen Behandlungsversuchen mit homöopathischen Arzneien entwickelte er verdünnte Pollenaufschwemmungen, die er im Verhältnis 1:10000 einsetzte. Damit war das heutige therapeutische Prinzip der Hyposensibilisierung vorweggenommen.

Samuel Hahnemann (1755–1843), der die Begriffe Heuschnupfen und Allergie noch nicht kannte, deutete die Möglichkeit einer Allergieneigung im § 117 seines *Organon* zumindest an und benutzte dafür den Begriff „Idiosyncrasie". In einer Fußnote zu diesem Paragraphen heißt es: „Einige wenige Personen können vom Geruche der Rosen in Ohnmacht fallen […]". In der homöopathischen Literatur finden wir entsprechende Beschreibungen des erwähnten Rosenschnupfens, bis heute ist die Rubrik „Nose – Coryza – rose cold" in den Repertorien überliefert (z.B. Kent-Repertorium, mit den Arzneien All-c., Sabad., Sang., Tub., Wye.).

Erste erfolgreiche Behandlungen des Heuschnupfens mittels klassischer Homöopathie wurden vom amerikanischen Homöopathen E.B. Nash (1838–1917) beschrieben. Selbst über Jahrzehnte an Heuschnupfen leidend, beschrieb er erfolgreiche Behandlungen mit Lachesis muta, Gelsemium sempervirens, Carbo vegetabilis, Sticta pulmonaria u.a. In der folgenden Zeit wurden weitere Erfahrungen bei der Therapie des Heuschnupfens gesammelt, die sich in der Kent-Rubrik „Nose – Coryza – annual (hay fever)" widerspiegeln. Während in der letzten Auflage des Kent'schen Repertoriums rund 30 Arzneien zu finden waren, zählt man in modernen Repertorien bereits weit über 100 Arzneien: Die Rubrik „Nase – Heuschnupfen" in der Synthesis Treasure Edition/RADAR 10 enthält beispielsweise 125 Arzneimittel.

Der Begriff „Allergie" wurde erst im Jahr 1906 durch die damals in Wien tätigen Kinderärzte Clemens von Pirquet (1874–1929) und Béla Schick (1877–1967) eingeführt.

1.2 Die allergische Rhinitis

1.2.1 Definition

Die allergische Rhinitis ist definiert als eine symptomatische Überempfindlichkeitsreaktion der Nase, bei der es durch den Kontakt mit Allergenen unter der Vermittlung von Immunglobulin E zu einer entzündlichen Schleimhautreaktion kommt. Im allgemeinen Sprachgebrauch ist der Terminus „Heuschnupfen" üblich, der genau genommen eine durch Pollen ausgelöste, allergische Rhinokonjunktivitis meint. Im Folgenden wird „allergische Rhinitis" synonym mit „Heuschnupfen" verwendet.

Die Erkrankung ist mit einer Lebenszeitprävalenz von 24% eine der häufigsten chronischen Krankheiten und zugleich die häufigste immunologische Erkrankung in Europa. Die Erkrankungshäufigkeit steigt seit vielen Jahren immer weiter an.

Im Jahre 2000 betrugen die durch allergische Rhinitis und Komorbiditäten hervorgerufenen sozioökonomischen Kosten allein in Deutschland 240 Millionen Euro, während alle allergischen Atemwegserkrankungen zusammen 5,1 Milliarden Euro Kosten verursachten. Die allergische Rhinitis tritt bei zwei Dritteln der Betroffenen gemeinsam mit anderen allergischen Erkrankungen auf, insbesondere mit

- Asthma (43%),
- Ekzemen (32%),
- Nahrungsmittelallergien (29%) und
- Urtikaria (19%).

Die Erkrankung beginnt meist im Kindesalter und hat bei vielen Betroffenen Auswirkungen auf schulische Leistungsfähigkeit, Sozial- und Arbeitsleben. Zwei Drittel der Patienten sind durch die Erkrankung in ihren täglichen Aktivitäten deutlich eingeschränkt und müssen ihren Alltag an die Erkrankung anpassen, ein Drittel aller Betroffenen fühlt sich ständig müde und abgeschlagen. 88% der Betroffenen greifen zur Symptomlinderung zu Medikamenten, wobei meist Antihistaminika, Nasensprays und Augentropfen verwendet werden.

1.2.2 Klinik

Die wichtigsten Symptome der allergischen Rhinitis sind Niesen, Juckreiz, klare Sekretion und nasale Obstruktion. Bei der pollenbedingten allergischen Rhinitis kommt es häufig zu einer Begleitkonjunktivitis, bei milbenbedingter Rhinitis stehen mehr die nasalen Symptome im Vordergrund.

Klinische Leitsymptome der allergischen Rhinitis

- Niesen
- Juckreiz
- Sekretion
- Obstruktion

Weitere (mögliche) klinische Symptome

- Husten
- Halsschmerzen
- Mundgeruch
- Lidödeme
- näselnde Sprache
- Mundatmung
- Dyspnoe
- Schlafstörungen
- nasale Hyperreaktivität
- Konzentrationsstörungen

Häufige Begleiterkrankungen

- Konjunktivitis
- Sinusitis
- Asthma
- atopisches Ekzem (Neurodermitis)
- Nahrungsmittelallergien (Kreuzallergien)
- rezidivierende Paukenergüsse
- Gedeihstörungen
- eingeschränkte Leistungsfähigkeit

Tab. 1.1 Schweregrad der allergischen Rhinitis.

Dauer der Symptomatik	Schwere der Symptomatik
intermittierend	**gering**
• weniger als 4 Tage/Woche	• Symptome sind vorhanden
• oder weniger als 4 Wochen	• Symptome beeinträchtigen die Lebensqualität nicht
persistierend	**mäßig-schwer**
• mehr als 4 Tage/Woche	• Symptome sind vorhanden und belastend
• und mehr als 4 Wochen	• Symptome beeinträchtigen die Lebensqualität

Der Schweregrad der allergischen Rhinitis (**Tab. 1.1**) wird nach der ARIA-Dokumentation (**A**llergic **R**hinitis and its **I**mpact on **A**sthma) der WHO klassifiziert und richtet sich nach Dauer und Schwere der Symptomatik.

Lebensqualitätsparameter sind schulische und berufliche Leistungen, Schlafqualität und sportliche Aktivitäten.

Knapp zwei Drittel der jugendlichen und erwachsenen Pollenallergiker entwickeln im Laufe der Zeit pollenassoziierte Nahrungsmittelallergien (Kreuzallergien, vgl. Kap. 1.3). Die Ursache liegt in ähnlichen Eiweißstrukturen von Pollen und Nahrungsmitteln. Die mögliche Symptomatik beinhaltet neben den bekannten Heuschnupfensymptomen auch Halskratzen, Schluck- und gastrointestinale Beschwerden, Asthma oder Ekzemschübe. Die Menge des aufgenommenen Allergens, aber auch körperliche Anstrengung, Medikamente oder Additionseffekte durch die gleichzeitige Aufnahme mehrerer Allergene beeinflussen die Intensität der Beschwerden.

1.2.3 Pathophysiologie

Pathophysiologisches Substrat der allergischen Reaktion ist eine zelluläre Entzündungsreaktion, die in eine Sofortphase (weniger als 2 Stunden) und in eine Spätphase (2–48 Stunden) eingeteilt werden kann. Über die epitheliale Barriere der Nasenschleimhaut kommt ein Allergen in Kontakt mit dendritischen Zellen. Diese nehmen die Allergene auf, wandern in die lokalen Lymphknotenstationen und präsentieren die Allergenfragmente (Proteine und Glykoproteine) den dortigen T-Lymphozyten. Über T-Helferzellen werden B-Helferzellen zur Immunglobulinproduktion angeregt. Immunglobulin E vermittelt die Freisetzung von Entzündungsmediatoren aus basophilen Granulozyten und Mastzellen. Histamin, Leukotriene, Prostaglandine, Tryptase, Chymase und andere Mediatoren führen zum klinischen Bild der allergischen Sofortreaktion vom Typ 1, die sich innerhalb weniger Minuten ausbildet. Im Anschluss an die Sofortreaktion kann es auch zu einer allergischen Spätphasenreaktion kommen. Hierbei nehmen eosinophile Granulozyten, die durch verschiedene Botenstoffe und Apoptose-Vorgänge (Zelltod) angelockt werden, eine wichtige Rolle ein. Die eosinophilen Granulozyten enthalten enzymatische und toxische Inhaltsstoffe, die die Entzündungsreaktion weiter aufrecht erhalten.

Heute geht man davon aus, dass bei vielen Patienten auch in der symptomfreien Phase eine minimale Entzündungsreaktion als Ausdruck der immunologischen Regulationsstörung persistiert. Durch chronische Entzündungsprozesse kann es auch zu einer nasalen Hyperreaktivität kommen: Die Nasenschleimhaut reagiert auch überempfindlich auf unspezifische Reize wie Geruchsstoffe, Staub oder Temperaturveränderungen. Es kann zu Nasenlaufen, verstopfter Nase oder Niesreiz kommen.

1.2.4 Diagnostik

Anamnese

Das wichtigste diagnostische Instrument ist die Anamnese. Hier sollte auch die Familiengeschichte mit erfasst werden. Für die Diagnostik ausschlaggebend ist die Expositionsanamnese (Allergene, Medikamente, Nahrungsmittel). Aus homöopathischer Sicht kommt der Anamnese die wichtigste Bedeutung bei der Arzneifindung zu (vgl. Kap. 2.2).

Untersuchung

Die lokale klinische Untersuchung umfasst die Inspektion der inneren Nase (anteriore Rhinoskopie mit einem Nasenspekulum), der äußeren Nase, der Augen sowie der umgebenden Hautpartien. Die Nasenendoskopie ist HNO-Ärzten vorbehalten. Eine ergänzende pulmologische Diagnostik mit Auskultation, Perkussion, ggf. Lungenfunktionstestung (Asthma) und eine Inspektion der Haut (Ekzeme) ist sinnvoll.

Diagnostische Tests

Diagnostische Tests sollten nur durchgeführt werden, wenn das dafür notwendige allergologische Fachwissen und die entsprechende Ausrüstung vorhanden sind. Allergologische Tests mit Allergenkontakt sind nicht ohne Gefahr. Es kann zu anaphylaktischen Reaktionen kommen, über die der Arzt den Patienten aufklären und auf die er selbst notfallmedizinisch vorbereitet sein muss.

In Frage kommen:
- Hauttestungen (Pricktest, Intrakutantest, Epikutantest)
- In-vitro-Tests (RAST: nur eingeschränkte Aussagefähigkeit)
- nasaler Provokationstest mit Allergenen (diagnostisch beweisend)

Zur Durchführung der allergologischen Diagnostik sei auf entsprechende Standardwerke verwiesen (s. Literatur).

1.2.5 Differenzialdiagnose

Bei akutem Auftreten ist die allergische Rhinitis vor allem gegen viral oder bakteriell bedingte entzündliche Erkrankungen des Nasen-Rachen-Raums abzugrenzen. Differenzialdiagnostisch hilfreich können hier begleitende Pharyngitis (Rötung, Schluckschmerzen), Sinusitis (schmerzende Stirn-, Nasennebenhöhlen), Otitis media (gerötetes Trommelfell), Fieber und Gliederschmerzen sein, die bei allergischer Genese selten auftreten. Bei persistierenden Beschwerden ist eine HNO-ärztliche Diagnostik zu empfehlen, andere Ursachen wie Fehlbildungen, adenoide Vegetationen, Polyposis, toxische Schädigungen, Neoplasien und spezifische entzündliche Prozesse sind auszuschließen. Es sollte auch an internistische Erkrankungen (Wegener'sche Granulomatose, Sjögren-Syndrom, Sarkoidose, Hypothyreose), Medikamentennebenwirkungen (z.B. durch Acetylsalicylsäure, Neuroleptika, Antidepressiva, ACE-Hemmer, Östrogene, Antikonzeptiva), Nahrungsmittelunverträglichkeiten (biogene Amine, scharfe Gewürze, Salicylate, Glutamat) und hormonelle Ursachen (Schwangerschaft, Menopause) gedacht werden.

1 Einführung

1.3 Pollenflugkalender, Kreuzallergientabelle

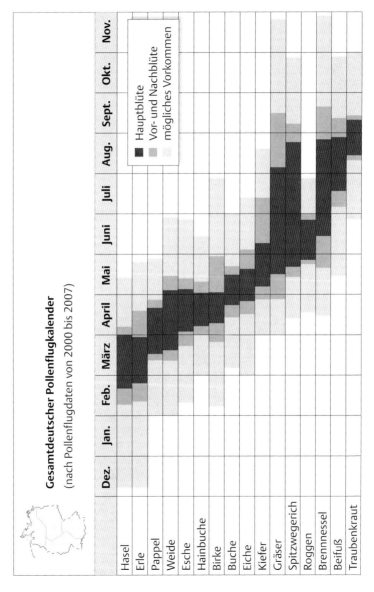

Abb. 1.1 Pollenflugkalender. (© Stiftung Deutscher Polleninformationsdienst, Bad Lippspringe)

1.3 Pollenflugkalender, Kreuzallergientabelle

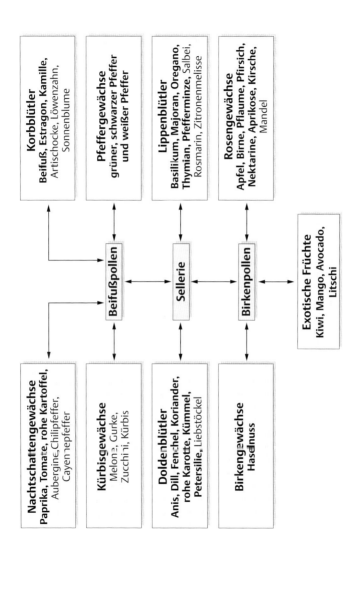

Abb. 1.2 Kreuzallergien (häufige Allergene sind **fett**gedruckt, © aid infodienst Bonn).

1 Einführung

1.4 Konventionelle Therapie

Die konventionellen Therapiemöglichkeiten werden in diesem Handbuch kurz erläutert, für das vertiefte Studium und die praktische Anwendung sei auf entsprechende Fachliteratur verwiesen (z.B. Scholz 2005, Wahn et al. 2005).

Die konventionelle Therapie der allergischen Rhinitis beinhaltet verschiedene Strategien.

1.4.1 Symptomatische Behandlung (Antiallergika)

Die symptomatische Behandlung dient der Linderung bzw. Unterdrückung der akuten Beschwerden wie Juckreiz, Tränenfluss, Niesreiz usw. Verschiedene Wirkprinzipien stehen zur Verfügung:

- **Cromone** (z.B. DNCG=Cromoglycinsäure, Nedocromil, Lodoxamid): topisch eingesetzte Substanzen, die vorrangig zur Prophylaxe eingesetzt werden, z.B. in Form von Augentropfen und Nasensprays.
- **Antihistaminika** (z.B. Levocabastin, Azelastin, Desloratadin, Cetirizin): oral oder topisch eingesetzte H(=Histamin)1-Antagonisten, die bereits innerhalb weniger Minuten zu einer Beschwerdelinderung führen können.
- **Sympathomimetika** (z.B. Tetryzolin): sog. Dekongestiva, die topisch z.B. als Augentropfen oder Nasenspray eingesetzt werden. Es handelt sich um kurz wirksame Substanzen, die bei häufiger Wiederholung zu einer reaktiven Hyperämie führen können (Rebound-Effekt).
- **Glukokortikosteroide** (z.B. Beclomethason, Flunisolid, Budesonid): topisch oder systemisch eingesetzte Substanzen, die antientzündlich wirksam sind. Topische Glukokortikosteroide zählen derzeit neben den oralen Antihistaminika zu den Medikamenten erster Wahl bei intermittierender oder persistierender allergischer Rhinokonjunktivitis im Kindes- und Erwachsenenalter. Insbesondere bei Kindern ist die systemische Anwendung wegen der bekannten Nebenwirkungen auf das hormonelle System (Wachstumsstörungen u.a.) abzulehnen.
- **Leukotrienrezeptorantagonisten:** können mit Antihistaminika kombiniert werden, sollen die allergische Entzündung und Sekretion dämpfen.

1.4.2 Hypo-, Desensibilisierung

Die allergen-spezifische Immuntherapie (SIT), auch als Hyposensibilisierung bezeichnet, beinhaltet die Verabreichung des Allergens in absteigenden Verdünnungsreihen in der Regel über einen längeren Zeitraum, üblicherweise drei Jahre. Die SIT wird vor allem bei mono- bzw. oligosensibilisierten Patienten empfohlen. Die Anwendung erfolgt subkutan oder oral (SLIT: sublinguale Immuntherapie) und sollte allergologisch ausgebildeten Ärzten mit entsprechender Notfallausrüstung (Gefahr eines anaphylaktischen Schocks!) vorbehalten sein.

1.4.3 Allergenkarenz

Wenn das auslösende Allergen bekannt ist, ist die vollständige Meidung eines Kontakts sehr wirksam. Insbesondere bei Hausstaubmilbenallergien kann ein sog. Encasing (milbendichte Bettüberzüge) eine Erleichterung bringen. Urlaubsreisen, z.B. mit Aufenthalt in den Bergen, bieten starken Allergikern oft die einzige Möglichkeit, zu einer vorübergehenden Beschwerdefreiheit zu kommen. Auch an die Meidung von Kreuzallergenen (z.B. Apfel – Birkenpollen, Sellerie – Beifußpollen) muss gedacht werden.

1.5 Homöopathie

> Homöopathie ist eine Heilmethode mit Arzneien, die nach Prüfung ihrer Wirkung am Gesunden aufgrund der individuellen Krankheitszeichen des Patienten auf der Basis des Ähnlichkeitsprinzips als Einzelmittel zur Heilung und Linderung von Krankheiten angewendet werden.
>
> (Teut, Dahler, Lucae, Koch 2008)

Im Rahmen einer ausführlichen Anamnese werden die individuellen Krankheitszeichen des Patienten exakt erfasst. Anschließend werden die charakteristischen Symptome bestimmt und unter Zuhilfenahme eines Repertoriums die Arznei ausgewählt, deren Symptome den Beschwerden des Pa-

1 Einführung

tienten am ähnlichsten sind. Anschließend wird das Arzneimittel in der Regel in potenzierter Form als Einzelmittel verabreicht.

Therapiemethoden wie Isopathie (s. Kap. 1.6) und Komplexmittelhomöopathie (s. Kap. 1.8) können also nur eingeschränkt den Prinzipien der Homöopathie gerecht werden.

Grundsätzlich unterscheidet man die Behandlung von akuten und chronischen Krankheiten. Im Folgenden wird die Behandlung des Heuschnupfens im Sinne einer Akutbehandlung dargestellt: Die aktuell vorhandenen Heuschnupfensymptome des Patienten mitsamt Begleitbeschwerden werden erfasst und mit dem passendsten Arzneimittel behandelt.

Häufig kommen Heuschnupfensymptome aber auch im Rahmen einer chronischen Erkrankung – neben vielen anderen Beschwerden – vor und werden im Rahmen einer ausführlichen Erstanamnese miterfasst. Die Behandlung erfolgt gemäß den bereits von Hahnemann dargelegten Prinzipien. In diesem Fall wird die Behandlung langfristig erfolgen, auch die meist nur saisonal auftretenden Heuschnupfenbeschwerden können gebessert und im Idealfall geheilt werden.

In die genaue Vorgehensweise mit Anamnese, Fallauswertung und Repertorisation führt das Kapitel 2 ein.

1.6 Isopathie

In der Isopathie wird die Substanz, die als Auslöser der zu behandelnden Gesundheitsstörung gilt, therapeutisch eingesetzt.

Constantin Hering (1800–1880) war der erste Homöopath, der 1830 entsprechende Gedanken formulierte. Als Namensgeber gilt der Tierarzt Johann J.W. Lux (1773–1849).

Wird eine Arznei isopathisch angewendet, wird sie als „Isode" bezeichnet, in Anlehnung an den Begriff Nosode, eine aus Krankheitserregern hergestellte Arznei. Neben Nosoden werden eine Vielzahl an Substanzen

1.6 Isopathie

wie Körperabsonderungen, Organbestandteile, Giftstoffe, Arzneimittel und Allergene verwendet.

Die Behandlung von Allergien mit potenzierten Allergenen wird auch „Homöopathische Immuntherapie" (HIT) genannt. Dabei werden einzelne Allergene, wie z.B. Birkenpollen, bei einem dadurch bedingtem Asthma oder auch Mischungen der verschiedenen Allergene verwendet. Mischungen sind für früh- und spätblühende Blütenpollen, Gräser-, Getreide- und Unkrautpollen erhältlich. Braun und Voegeli empfehlen die Kombination mit einer klassisch-homöopathischen Behandlung.

Das folgende Beispiel macht die unterschiedlichen Herangehensweisen von klassischer Homöopathie und Isopathie deutlich.

Beim isopathischen Ansatz werden Patienten mit Asthma und/oder Rhinitis durch Hausstaubmilben mit der C30-Potenz der Hausstaubmilbe behandelt. Entscheidende Grundlage für die Arzneiwahl ist das Ergebnis im Allergietest. Ist die Hausstaubmilbe das Hauptallergen, so wird diese Arznei verabreicht.

Die klassische Homöopathie würde bei einem allergischen Asthma durch Hausstaub durchaus auch an die Hausstaubmilbe (Dermatophagoides pteronyssinus) als potenzielles Simile denken lassen. In der Arzneimittelprüfung und auch in Krankheitsfällen hat sich der starke Bezug zu Asthma, vor allem bei Kindern, bestätigt (Müller 2007). Aber wahlanzeigend wären nicht das Asthma und die Allergie auf Hausstaubmilben allein, sondern charakteristische Symptome des Patienten, die durch Anamnese und Fallanalyse eruiert wurden und die ihr Simile im vorliegenden Arzneimittelbild wiederfinden.

Interessant sind auch die Arbeiten von van Wijk und Wiegant, die in der Grundlagenforschung mit Reparaturproteinen nach spezifischer Zellschädigung zeigen konnten, dass ein isopathischer (homologer) Ansatz nach anfänglicher Besserung zur Toleranzentwicklung führte, während ein homöopathischer (heterologer) Ansatz die besten Ergebnisse erzielte.

Wissenschaftliche Studien mit homöopathisch zubereiteten Pollenmischungen haben zu interessanten klinischen Ergebnissen geführt, sodass im Rahmen einer homöopathischen Behandlung eine isopathische Therapiestrategie als Alternative zum klassisch-homöopathischen Vorgehen grundsätzlich erwogen werden kann (vgl. Kap. 1.9).

1.7 Therapie mit potenziertem Eigenblut

Die Therapie mit potenziertem Eigenblut (auch als Autoisopathie bezeichnet) bei Heuschnupfen und allergischen Erkrankungen wurde vor allem von der homöopathischen Kinderärztin Hedwig Imhäuser vorgeschlagen. Auch Arthur Braun und Gerhard Köhler empfehlen sie in ihren Lehrbüchern. Sie soll helfen, den Organismus von einer „hyperergischen" zu einer „normergischen" Reaktion umzustimmen. Die Behandlung kann aus Sicht der Eigenblutexperten als einzige Therapie oder begleitend zur homöopathischen Einzelmitteltherapie und zwar sowohl zur Prophylaxe als auch zur akuten Therapie der allergischen Rhinitis eingesetzt werden. Kinder und Jugendliche sollen besonders gut darauf ansprechen. Klinische Studien zur Therapie der allergischen Rhinitis mit potenziertem Eigenblut liegen allerdings bislang nicht vor.

Es gibt verschiedene Vorgaben für die Herstellung einer sog. Eigenblutnosode. Allen gemeinsam ist die Potenzierung eines Tropfen Blutes des Patienten im Verhältnis 1:100. Als erste verwendete Potenz werden C5 oder C7 empfohlen, 2–5 Tropfen werden peroral einmal wöchentlich, bei Bedarf auch häufiger oder bei deutlicher Reaktion und anhaltender Besserung seltener, eingenommen.

1.8 Komplexmittelhomöopathie

Ein sogenanntes „homöopathisches Komplexmittel" besteht aus einer Mischung verschiedener Arzneien, welche meist in unterschiedlichen Potenzstufen zusammengemischt werden. Die Verordnung erfolgt nach der klinischen Diagnose – hier also „Heuschnupfen" – und entspricht damit einer konventionellen Medikation. Daraus ergibt sich, dass Komplexmittel nicht auf der Basis des homöopathischen Prinzips im ursprünglichen Sinne angewendet werden, es sei denn, man würde jede Zusammenstellung einer eigenen Arzneimittelprüfung unterziehen und das so gewonnene Arzneimittelbild bei der Verschreibung anwenden.

Aus dem Blickwinkel der klassischen Homöopathie, wie sie in diesem Buch vorgestellt wird, sind Einzelmittel der Komplexmittelhomöopathie vorzuziehen, da sie präziser eingesetzt werden können. Komplexmittel werden dagegen gerne von Laien angewendet, da eine tiefere Fachkenntnis nicht notwendig ist.

1.9 Wissenschaftliche Studien

Zur homöopathischen Therapie der allergischen Rhinitis liegen sehr interessante wissenschaftliche Studienergebnisse vor.

Die allergische Rhinitis ist für die klassisch-homöopathische Praxis von großer Bedeutung, wie Witt et al. (2005) in einer deskriptiven Beobachtungsstudie zeigten. In dieser Untersuchung wurde die Behandlung von 3981 Patienten in klassisch-homöopathischen Arztpraxen über einen Zeitraum von 2 Jahren evaluiert. Die allergische Rhinitis war die häufigste Diagnose bei Männern, die zu einer klassisch-homöopathischen Einzelmittelbehandlung kamen.

Eine positive Evidenz liegt zur Behandlung und Prophylaxe der allergischen Rhinitis mit Galphimia glauca in niedrigen D-Potenzen als bewährte homöopathische Indikation vor. In einer Metaanalyse von 11 Studien mit insgesamt über 1000 Patienten zeigten sich ein stabiler therapeutischer Effekt und eine signifikante Überlegenheit gegenüber Placebos. Die klinische Wirkung ist dabei vergleichbar mit der konventioneller Antihistaminika (Wiesenauer 1996,1997). Aus diesen Studien leitet sich klar ab, dass Galphimia glauca in Tiefpotenz klinisch als Alternative zu konventionellen Antihistaminika empfohlen werden kann.

Die Isopathie-Studie zu Heuschnupfen von Reilly und Taylor sorgte bei ihrer ersten Veröffentlichung im *Lancet* 1986 für Aufmerksamkeit innerhalb der

Homöopathie, zeigte sie doch (wie schon die Pilot-Studie 1985) für eine C30-Potenz eines potenzierten Allergens eine signifikante Überlegenheit gegenüber Placebo. Das Isopathie-Modell war leicht für Studien zu standardisieren und schien, was Ähnlichkeitsgedanke und Potenzierung betrifft, der klassischen Homöopathie ähnlich genug, um endlich den Wirksamkeitsnachweis zu sichern. Reillys Folgestudie zu perennialer Rhinitis zeigte ebenfalls signifikante Besserung der objektiven, jedoch nicht der subjektiven Parameter gegenüber Placebo (Taylor 2000). Neuere Studien von Aabel et al. (2000) mit potenzierten Birkenpollen zur Prophylaxe konnten für dieses Allergen keine sicheren Effekte nachweisen. Eine Studie von Kim et al. (2005) mit einem „Desert-Mix"-Präparat der typischen Allergene aus Arizona und New Mexiko konnte eine signifikante Besserung gegenüber Placebo zeigen. Derzeit sprechen die Isopathie-Studien eher für die Gabe von homöopathischen Pollenmixturen statt von einzelnen Allergenen (vgl. Übersicht in **Tab. 1.2**).

Zur Wirksamkeit der klassischen Homöopathie wurden bislang keine prospektiven placebokontrollierten Studien durchgeführt. Retrospektive Auswertungen von Kasuistiken zeigen jedoch klinisch interessante Ergebnisse (Colin 2006, Gypser 2005).

Tab. 1.2 und **Tab. 1.3** zeigen die wichtigsten Studien im Überblick. Weitere Studien sind im Literaturverzeichnis zu finden. Zusammenfassend lässt sich sagen: Die Wirksamkeit von Galphimia glauca bei allergischer Rhinitis in Tiefpotenz ist belegt. Die klassische Homöopathie wurde bislang nicht systematisch in randomisierten Studien untersucht. Zur Isopathie liegen konträre Ergebnisse vor, am interessantesten sind die Ergebnisse für homöopathisch zubereitetete Pollenmischungen.

> **Tipp:** Wir empfehlen die sehr lesenswerte Analyse von Walach und Lucadou zum Stand der Isopathie-Forschung 2001, die die Komplexität der Reproduzierbarkeit von Effekten in klinischen Studien deutlich macht.

1.9 Wissenschaftliche Studien

Tab. 1.2 Übersicht über RCT-, placebokontrollierte Studien zur Isopathie.

Autor, Jahr, Erkrankung	Intervention und Kontrolle	Patienten, Krankheit, Zahlen (Gesamt, Verum, Placebo)	Outcome-Parameter	Ergebnisse	Schlussfolgerung
Kim et al., 2005, Allergische Rhinitis	Mixtur verschiedener Pollen (Isode) C6 versus Placebo	40 Patienten mit allergischer Rhinitis (V:20; P: 20)	RQLQ, MOS SF36, WPAI	signifikante Besserung von Verum gegenüber Placebo in allen Endpunkten (p< 0,05)	+
Aabel et al., 2000, Birkenpollenallergie	Betula alba C30 versus Placebo zur Prophylaxe	66 Patienten (V:32; P: 34)	Allergiescore aus 17 Allergiesymptomen	kein signifikanter Gruppenunterschied zu Beginn und gegen Ende; nur zeitweise (10 Tage) signifikante Besserung in der Verum-Gruppe	=
Aabel, 2000, Birkenpollenallergie	Betula alba C30 versus Placebo zur Prophylaxe	73 Patienten mit Birkenpollenallergie (V: 37; P: 36)	Symptomenintensität auf visueller Analogskala	Trend zu subjektiv mehr Beschwerden in der Verum-Gruppe; keine statistische Signifikanz	(-)
Taylor M, Reilly D, 2000, Perenniale allergische Rhinitis	Hauptallergen C30 versus Placebo C30	51 Patienten mit perennialer Rhinitis (P: 24, V: 27)	inspiratorischer Peak Flow und Symptomenintensität auf visueller Analogskala	in der Verum-Gruppe signifikante, objektive Besserung des nasalen Luftflusses gegenüber Placebo (P= 0,0001); subjektiv in beiden Gruppen klinische Besserung ohne statistisch signifikanten Unterschied	+ objektiver Parameter = subjektiver Parameter

1 Einführung

Autor, Jahr, Erkrankung	Intervention und Kontrolle	Patienten, Krankheit, Zahlen (Gesamt, Verum, Placebo)	Outcome-Parameter	Ergebnisse	Schlussfolgerung
Reilly D, Taylor M, 1986, Heuschnupfen	Mixtur aus Graspollen C30 versus Placebo	144 Patienten mit Heuschnupfen (V: 74; P 70)	Symptomenintensität auf der visuellen Analogskala, Anzahl der eingenommenen Medikamente	signifikante Reduktion der Symptomenintensität (p=0,02), Halbierung der Anzahl der eingenommen Antihistamika	+
Reilly D, Taylor M, 1985 (Pilotstudie), Heuschnupfen	Mixed-Grass-Pollen C30 versus Placebo	36 Patienten mit Heuschnupfen (V: 11; P: 25)	Symptomenintensität auf visueller Analogskala	Verum ist Placebo signifikant überlegen (p=0,002), Einsparung von Antihistaminika unter Verum	+

V = Verum, P = Placebo

+ statistisch signifikant positives Ergebnis der Intervention

= Äquivalenz beider Gruppen

(-) negativer Trend

1.9 Wissenschaftliche Studien

Tab. **1.3** Metaanalyse zu Galphimia glauca (beruht auf 7 randomisierten, kontrollierten Studien und 4 nicht kontrollierten Studien im Zeitraum 1980–1989).

Autor, Jahr, Erkrankung	Intervention und Kontrolle	Patienten, Krankheit, Zahlen (Gesamt, Verum, Placebo)	Outcome-Parameter	Ergebnisse	Schlussfolgerung
Wiesenauer, Lüdtke, 1997, Allergische Oculorhinitis	Galphimia glauca D4 (selten C2, C4, D6) versus Placebo	1038 Patienten insgesamt (davon 752 placebokontrolliert)	relatives Risiko, Risikoquotient (Varianzkomponentenmodell)	Risikoquotient mit 1,25 (95% CI 1,09-1,43; P=0,005) zu gunsten Galphimia glauca. Galphimia glauca ist Placebo bei Heuschnupfen signifikant überlegen. Die Erfolgsrate liegt im Bereich konventioneller Antihistaminika. Nebenwirkungen wurden nicht beobachtet.	+

+ statistisch signifikant positives Ergebnis der Intervention

2 Homöopathische Therapie der allergischen Rhinitis

2.1 Akut oder chronisch?

In den meisten Fällen tritt eine allergische Rhinitis in Form einer Pollenallergie akut und saisonal auf. Die Schübe werden unterbrochen von symptomarmen oder -freien Zeitintervallen. Andererseits beruht die Allergieneigung auf einer chronischen immunologischen Regulationsstörung, die latent auch im symptomfreien Intervall vorliegt. Die akuten Heuschnupfensymptome weisen mit ihrer Symptomatik häufig auf eine andere Arznei hin als die im anfallsfreien Intervall verschriebene (das sog. „Konstitutionsmittel"). Der Praktiker stellt dann in vielen Fällen fest, dass die im symptomfreien Intervall verschriebene Arznei nicht ausreichend wirkt, um die Symptome der allergischen Rhinitis zu lindern und die Erkrankung langfristig zu heilen. Die allergische Rhinitis kann als akute und interkurrente Exazerbation auf dem Boden einer chronischen immunologischen Regulationsstörung verstanden werden. Die richtige Behandlungsstrategie ergibt sich aus der Anwendung des Simile-Prinzips: Im Zustand einer exazerbierten allergischen Rhinitis stellt die akute Symptomatik das zu behandelnde Hauptsymptom dar. Die charakteristischen Symptome der Erkrankung des Patienten sind der rote Faden, anhand dessen eine Arznei mit ähnlichen charakteristischen Symptomen gesucht wird.

Wenn die Symptome der allergischen Rhinitis abgeklungen sind, muss aufgrund der nun noch oder neu vorliegenden Symptome entschieden werden, ob eine weitere Arznei notwendig ist, ob die verschriebene Arznei fortgesetzt wird oder ob eine andere Arznei angewendet wird.

- Ist der Patient geheilt, erübrigt sich eine weitere Arzneigabe.
- Passen die nun vorliegenden Symptome zur zuvor verschriebenen Arznei, wird diese weiter verordnet.
- Passen die Symptome nun nicht mehr zur Arznei, muss eine neue Arznei gesucht und verordnet werden. Häufig handelt es sich um eine komplementäre Arznei.

In der Praxis sind allerdings die akuten Symptome der allergischen Rhinitis meist so prominent, dass sie die akute Arzneiwahl bestimmen. Der weitere Verlauf ist dann von der individuellen Reaktion des Patienten abhängig.

2.2 Welche Symptome sind wichtig?

Für die Arzneiwahl ausschlaggebend ist das Hauptsymptom, definiert durch seine charakteristischen Symptome. Hierunter sind diejenigen Symptome zu verstehen, die die allergische Rhinitis individualisieren. Die entscheidende Frage ist: „Was unterscheidet diesen Fall von allergischer Rhinitis von anderen Fällen?"

In der Praxis geht es also um

- eine exakte Beschreibung der Symptome durch den Patienten und um
- die Priorisierung der Wichtigkeit einzelner Symptomenelemente hinsichtlich der individuellen Ausprägung.

Eine hilfreiche Frage, die man dem Patienten nach Aufnahme der Anamnese stellen kann, lautet: „Wenn ich Ihnen ein Symptom ihres Heuschnupfens wegnehmen könnte, welches wäre das wichtigste Symptom?"

In der Fallanalyse geht es vor allem darum, nun in für den Fall absteigender Wichtigkeit die charakteristischen Symptome festzulegen. Zu einer vollständigen Symptomenbeschreibung gehören folgende Informationen.

Orte

Wo manifestiert sich die Erkrankung hauptsächlich, welche anatomischen Strukturen sind am meisten betroffen? Beispiel: geschwollene Augenlider

Empfindungen

Wie fühlen sich die Beschwerden an? Beispiel: Brennen, Jucken oder Beißen

Modalitäten

Unter welchen Bedingungen werden die Beschwerden verschlimmert oder gelindert? Beispiel: Verschlimmerung der allergischen Rhinitis in feuchter Luft

Die Modalitäten sind besonders wichtig für die Differenzialdiagnose.

Sekrete

Welche Qualität haben die Sekrete? Liegt ein Stockschnupfen oder ein Fließschnupfen oder beides vor?

Thermoregulation

Welches subjektive Temperaturempfinden hat der Patient? Fühlt er sich hitzig, frostig oder normal temperiert? Beispiel: Der Patient fühlt sich innerlich total überhitzt.

Begleitbeschwerden

Treten gemeinsam mit der allergischen Rhinitis andere Beschwerden auf? Beispiel: begleitendes Asthma

Gemüt

Ändert sich während der Erkrankung der Gemütszustand? Falls eine deutliche Änderung auftritt, handelt es sich um ein wichtiges Symptom. Beispiel: begleitende lähmungsartige Schwäche und Müdigkeit

Wichtig für eine sichere Verordnung sind eine gute Beobachtung des Patienten und eine differenzierte Beschreibung. Es kann manchmal sinnvoll sein, mit der Verordnung der Arznei noch einige Tage zu warten und den Patienten zu bitten, die Symptome noch genauer zu beobachten, wenn er die Symptomatik nicht differenziert genug zu beschreiben vermag. Dazu kann die Verwendung eines Fragebogens hilfreich sein (s. Kap. 2.5).

2.3 Repertorisation und Mittelwahl

Nun empfiehlt es sich, die wichtigsten individualisierenden Symptome des Falls auszuwählen und in absteigender Relevanz zu repertorisieren. Dabei wird in dem Heuschnupfenrepertorium dieses Buches wie bei Bönninghausen und Boger eine zergliedernde und generalisierende Methode angewendet. Das bedeutet, dass die Symptome in ihre Einzelteile zerlegt und dann im Repertorium (s. Kap. 3) aufgesucht werden. Die Modalitäten erweisen sich als wichtigster differenzialdiagnostischer Faktor. Daher wurden hier auch lokalisierte Modalitäten erstellt.

Die Repertorisation engt die in Frage kommenden Arzneimittel auf einige wenige ein. Die übrig bleibenden Arzneimittel werden mit der Materia medica (s. Kap. 3) abgeglichen. Das Mittel, dessen Symptome am besten mit den Symptomen des Patienten übereinstimmen, wird verordnet. Die Rubriken können bei komplexeren Fällen jederzeit auch mit Rubriken aus anderen Repertorien kombiniert werden (vgl. Kap. 5.10 u. Kap. 5.12, Fall 10 und Fall 12). Ebenso können natürlich andere Arzneimittellehren als Referenzen hinzugezogen werden.

2.4 Dosierung und Potenz

Wesentlich für die Wirkung ist es, die ähnlichste homöopathische Arznei zu identifizieren. Weniger entscheidend ist die verwendete Potenz. Bei Dosierung und Potenzhöhe können verschiedene Therapiemöglichkeiten in Frage kommen. Hierbei richtet sich der Therapeut primär nach seiner eigenen Erfahrung. Im Folgenden sind verschiedene Dosierungsmöglichkeiten aufgeführt. Dabei wird zwischen der akuten Exazerbation und dem eher konstanten chronischen Verlauf unterschieden.

2.4.1 Therapie der akuten Exazerbation der allergischen Rhinitis

Bei der akuten Exazerbation der allergischen Rhinitis kann mit Hoch- oder Tiefpotenzen behandelt werden (vgl. **Tab. 2.1**). Tiefpotenzen werden mehrfach täglich eingenommen, Hochpotenzen ab C 30 seltener und nach Bedarf.

Ideal ist die Applikation mittels „Verkleppern" (engl. *plussing*). Dabei wird die Arznei in Wasser aufgelöst, vor jeder Einnahme wird die Lösung gut umgerührt. Die Potenzstufe wird durch das Umrühren jedes Mal etwas verändert.

Vorgehen

Auflösen von 2–5 Globuli der verabreichten Potenzstufe in einem Glas oder Becher mit 100 ml Leitungs- oder stillem Quellwasser. Aus dieser Lösung wird bei Bedarf mit einem Plastiklöffel eingenommen, vor jeder Einnahme wird die Lösung mit dem Plastiklöffel gut umgerührt.

Die Wiederholung erfolgt in Abhängigkeit von der Entwicklung des Gesundheitszustands des Patienten. Bei unverändertem Befinden wird die Arznei je nach Krankheitsintensität alle 1–6 Stunden verabreicht. Bei Besserung der Symptome wird die Einnahmehäufigkeit reduziert. Auch bei Hinweisen für eine Erstverschlimmerung ist die Häufigkeit zu reduzieren.

2.4.2 Therapie der chronischen allergischen Rhinitis

Bei konstanten chronischen Beschwerden kann mit Hoch- oder Q-Potenzen behandelt werden. Auch die Therapie mit Tiefpotenzen ist möglich, aber weniger üblich (vgl. **Tab. 2.2**). Dabei richtet sich das Dosierungskonzept grundsätzlich nach der Erfahrung des behandelnden Arztes.

Hochpotenzen (ab C30/D30 aufwärts) werden als Einzelgabe verabreicht (z.B. 5 Globuli oder Tropfen oral). Nach der Gabe einer C30- oder C200-Potenz (selten höher) wird zunächst die Wirkung abgewartet. Falls sich die Beschwerden kontinuierlich bessern, ist bis zur Ausheilung keine weitere Arzneigabe nötig. Je akuter und heftiger das Krankheitsbild ist, umso schneller sollte der Patient auf die Arzneigabe reagieren. Tritt eine Besserung nach Ermessen des Verschreibers nicht schnell genug ein, wird eine andere Arznei verordnet. Erst wenn deutliche Zeichen für eine erneute Verschlechterung oder ein Ende der Besserung auftreten, wird die Arznei wiederholt. Dies kann bei akuten Erkrankungen nach Minuten, Stunden oder Tagen der Fall sein. Bei der Verwendung von Hochpotenzen ist eine genaue Beobachtung des Patienten besonders wichtig.

2.4 Dosierung und Potenz

Tab. 2.1 Potenzwahl und Dosierung bei akuter Exazerbation der allergischen Rhinitis.

	Tiefpotenzen	Hochpotenzen
Potenzgrad	D6, C6, D12, C12	D30, C30, D200, C200
Darreichungsform	Tropfen, Globuli, Tabletten	Globuli, Auflösung in Wasser (Verkleppern)
Gabengröße	2–5 Tr., 2–5 Glob., 1–2 Tbl.	2–5 Globuli, aufgelöst 1 Plastiklöffel
Häufigkeit	D6/C6: 3–5 × tgl. D12/C12: 1–3 × tgl.	1 × Globuli trocken in Mund, dann Auflösung nach Bedarf

Q-Potenzen unterscheiden sich dagegen in ihrer Wirkung von C- und D-Potenzen. Ein Vorteil der Q-Potenzen ist ihre mildere und weniger stürmische Wirkung. Sie wirken aber ebenso schnell, der Heilungsverlauf kann durch die regelmäßige Einnahme beschleunigt werden. Erstverschlimmerungen treten seltener auf und können durch Einnahme in verdünnter Form leicht behoben werden. Im Gegensatz zur Erstverschlimmerung bei Hochpotenzen kann es bei Q-Potenzen zu einer Spätverschlimmerung kommen. Hierbei verstärken sich die bestehenden Symptome nach zwischenzeitlicher Besserung und bei bestehender Therapie. Die Dosis und die Einnahmehäufigkeit sollte dann reduziert werden, eine Einnahmepause ist zu erwägen.

Q-Potenzen werden in der Regel als **Dilution** in 10ml- oder 15ml-Fläschchen angeboten. Einmal täglich werden 5–10 Tropfen der Lösung auf die Zunge gegeben, vor jeder Einnahme wird das Arzneifläschchen 10-mal gut geschüttelt. Kommt es bei dieser Einnahme zu einer Verstärkung von bestehenden Symptomen, ist die Dosis zu hoch. Dann werden 5–10

Tab. 2.2 Potenzwahl und Dosierung bei chronischem Verlauf der allergischen Rhinitis.

	Hochpotenzen	Q- und LM-Potenzen
übliche Potenzen	C30/ D30, C200/ D200 und höher	Q1–Q30
Darreichungsform	Globuli	Globuli, Dilution
Häufigkeit	Einzelgabe	alle 1–3 Tage
Wiederholung	nach Bedarf, aufsteigende Potenzen	regelmäßig

Tropfen der Lösung in ein Glas mit 100 ml Leitungswasser oder stillem Mineralwasser gegeben. Von dieser Auflösung wird nach 10-maligem Umrühren 1 Teelöffel (Plastik) eingenommen. Kommt es bei dieser Auflösung noch immer zu Verschlimmerungszeichen, kann 1 Teelöffel der 1. Lösung in ein 2. Glas gegeben werden. Weiter wird wie oben beschrieben verfahren. Gegebenenfalls kann ein 3. Glas verwendet werden. Ein Fläschchen mit 10 ml Lösung reicht bei einer täglichen Einnahme von 10 Tropfen knapp 4 Wochen aus. Begonnen wird mit der Q1, dann folgen die nächsten Potenzstufen Q2, Q3 etc.

Tiefpotenzen können auch in chronischen Fällen täglich verabreicht werden (**Tab. 2.1**, wie bei akuten Exazerbationen).

2.5 Fragebogen für Patienten

für ...., geb. ....…........

Beobachtungszeitraum von .... bis ....

Um die passende homöopathische Arznei für Ihren Heuschnupfen auszuwählen zu können, ist eine genaue Beobachtung der aktuellen Beschwerden notwendig. Da Symptome wie Niesen, Fließschnupfen, Augenjucken usw. nicht immer jeden Tag gleich sind oder sich auch im Tagesverlauf verändern können, ist dieser Fragebogen hilfreich: Hier sollten Sie eine Woche lang Ihre Beschwerden notieren.

Besonders wichtig sind dabei die Beschwerden, die sich sehr deutlich zeigen und immer wieder auftreten, sich also „**wie ein roter Faden**" durch das Beschwerdebild ziehen. Diese Symptome sollten unterstrichen werden.

Zunächst sollte die **Körperregion** genau beschrieben werden, die besonders betroffen ist. Außerdem sollten die **Umstände** (Einflussfaktoren), die die Beschwerden verschlimmern bzw. verbessern, genau notiert werden. Auch die Tageszeiten, zu denen die Beschwerden am stärksten sind, sollten notiert werden. Zuletzt schreiben Sie die **Begleitumstände** auf, die gleichzeitig mit den typischen Heuschnupfenbeschwerden auftreten.

2.5 Fragebogen für Patienten

Orte	Beispiele	Ihre Beschwerden
Nase	Fließschnupfen (mild, wund machend), Stockschnupfen (Nasenverstopfung), Niesanfälle, Juckreiz etc.	
Augen	Tränen, Schmerzen (Brennen, Stechen), Fremdkörpergefühl, Jucken, Hitzegefühl, Rötung (Augen, Lider, Lidränder), Schwellung (Auge, Lider), Lichtempfindlichkeit etc.	
Ohren	Jucken	
Mund, Gaumen	Trockenheitsgefühl, Jucken etc.	
Hals, Rachen	Jucken (z.B. zu den Ohren erstreckend), Kitzelgefühl etc.	

Umstände	Beispiele	Ihre Beschwerden
Wetter, Temperatur, Anwendungen	feuchte, trockene Luft, Sonne, Wind, Zugluft, Aufenthalt drinnen, draußen; Temperaturwechsel; Reiben; Kühlung etc.	Besserung durch
Zeiten	morgens, mittags, abends, Uhrzeit	Verschlechterung durch
weitere Einflussfaktoren	Schlaf, Husten, Niesen, Lesen, Lachen etc.	

Begleitbeschwerden	Beispiele	Ihre Beschwerden
Allgemeines, Stimmung	Atembeschwerden, Husten, Asthma, Müdigkeit, Stimmungsschwankungen, Frösteln, Schwitzen etc.	

Der Anamnesebogen kann unter www.medizinverlage.de/detailseiten/musterseiten/9783830454052.html (Passwort: mvs) heruntergeladen werden.
© Dahler J, Teut M, Lucae C: Homöopathie bei Heuschnupfen. Stuttgart: Hippokrates; 2009

3 Repertorium

Das Repertorium beinhaltet 32 homöopathische Arzneimittel, die einen charakteristischen Ähnlichkeitsbezug zu den akuten Symptomen der allergischen Rhinitis aufweisen.

Das Repertoriums ist gegliedert nach:

- Lokalisation
- Empfindungen
- Sekretion
- Allgemeines und Begleitsymptome
- Modalitäten (< steht für Verschlechterung; > steht für Verbesserung)

Die Rubriken wurden folgendermaßen erstellt:

1. Die Materia medica der wichtigsten Arzneien zur Therapie der allergischen Rhinitis wurde erstellt. Ausgangsbasis war die Analyse der wichtigen Repertoriumsrubriken der Klassiker (Bönninghausen, Boger, Phatak, Kent), der klinischen Relevanz (geheilte Symptome, Kasuistiken) und der Ergebnisse aus Arzneimittelprüfungen.
2. Die Arzneimittel der erstellten Materia medica wurden in dieses Repertorium übertragen.
3. Die Rubriken wurden mit Phataks *Homöopathischem Repertorium* (enthält komplett C.M. Bogers Einträge), Bönninghausens *Therapeutischem Taschenbuch* (1846) und dem Repertoriumsteil von Gypsers *Grundzügen der homöopathischen Heuschnupfenbehandlung* verglichen. Charakteristische Arzneien wurden nachgetragen (komplette Einträge aus Phatak- und Gypser-Repertorium, aus Bönninghausen Arzneimittel im 3. und 4. Grad). Dabei sind aus didaktischen Gründen in der Materia medica nur die wichtigsten Symptome enthalten, Materia medica und Repertorium gleichen sich nicht spiegelbildlich.
4. Die Rubriken wurden kondensiert und zusammengefasst.
5. Das Modalitäten-Repertorium wurde in einen allgemeinen und einen spezifischen Abschnitt für Schnupfen, Niesen, Tränenfluss, Husten und Asthma unterteilt.

3.1 Lokalisation

Nase	Nasenwurzel	Ars, Arum-t, Arund, Brom, Carb-v, Gels, Iod, Kali-i, Puls, Sang, Stict
	Nasenrücken (äußere Nase)	Ars, Carb-v, Nat-m, Puls
	Nasenflügel, Nasenlöcher	Aral, Arum-t, Ars, Arund, Carb-v, Lach, Nat-m, Nux-v, Ran-b
	Nasenspitze	Carb-v, Sil
	Nasennebenhöhlen	Kali-i, Lach, Luf-op, Sabad, Stict
Augen	Lider	All-c, Ambro, Ars, Arund, Carb-v, Dulc, Euphr, Galph, Gels, Iod, Kali-i, Naja, Nat-m, Nux-v, Puls, Ran-b, Sil, Stict
	Oberlid	Arund, Brom, Galph, Gels, Kali-i, Puls
	Unterlid	Ars, Nat-m
	Lidränder	Arum-t, Carb-v, Euphr, Nux-v, Puls, Sabad
	äußerer Augenwinkel	Ars, Arum-t, Nat-m, Nux-v, Ran-b, Sabad, Squil
	innerer Augenwinkel	Carb-v, Nux-v, Puls, Sil, Wye
	Augenbrauen	Arund, Nat-m
Ohren	Eustachische Röhre, Gehörgang	Arund, Carb-v, Gels, Nux-v, Puls, Sil, Wye
Mund und Rachen	Mund	All-c, Ars, Ars-i, Arum-t, Carb-v, Dulc, Galph, Gels, Iod, Lach, Nat-m, Nux-v, Puls, Ran-b, Sabad, Sil, Squil, Teucr
	Gaumen, Rachen, Hals	Arum-t, Galph, Gels, Lach, Nux-v, Puls, Sabad, Sin-n, Wye
	Lippen	Arum-t, Lach, Nat-m, Sil
	Oberlippe	All-c, Ars, Ars-i, Brom, Carb-v
	Zunge	All-c, Luf-op, Nux-v, Puls
Kehlkopf		All-c, Arum-t, Brom, Galph, Iod, Gels, Lach, Nux-v, Puls

Brust		Aral, Gels, Naja
Seiten	links	All-c, Ars-i, Arum-t, Arund, Brom, Euphr, Lach, Naja, Squil
	rechts	Ars, Gels, Psor, Puls, Sabad, Sang, Sil, Stict
Richtungen	absteigend	All-c, Aral, Brom, Iod, Lach, Puls, Stict
	aufsteigend	Brom, Dulc, Gels, Lach, Naja, Puls, Sabad, Sang, Sil

3.2 Empfindungen

Beißen	All-c, Ambro, Aral, Carb-v, Euphr, Nux-v, Ran-b, Teucr
Brennen	All-c, Ambro, Aral, Ars, Ars-i, Arum-t, Arund, Brom, Carb-v, Dulc, Euphr, Galph, Iod, Kali-i, Lach, Luf-op, Nat-m, Nux-v, Psor, Puls, Ran-b, Sabad, Sang, Sil, Sin-n, Squil, Wye
Drücken	Ars, Brom, Carb-v, Nat-m, Nux-v
Enge	Lach, Puls
Fremdkörpergefühl im Auge	Ars, Carb-v, Euphr, Gels, Iod, Kali-p, Nat-m, Psor, Puls, Ran-b, Sang, Sil, Teucr
Hitzegefühl, lokal	Aral, Arum-t, Gels, Naja, Nux-v, Sang, Sin-n, Wye
Jucken (auch Kitzeln, Kribbeln, Ameisenlaufen)	Ambro, Aral, Ars, Arum-t, Arund, Carb-v, Euphr, Galph, Iod, Kali-p, Lach, Nat-m, Nux-v, Puls, Ran-b, Sabad, Sil, Teucr, Wye
Kältegefühl, lokal	Dulc, Sin-n, Squil
Schwere	Ars-i, Arund, Brom, Galph, Gels, Lach, Nat-m, Nux-v, Puls, Sil, Stict
Stechen, Sticheln	All-c, Ars, Kali-p, Kali-s, Nat-m, Puls, Ran-b, Sabad, Sil, Squil, Stict
Trockenheit	vgl. **Tab. 3.3** Sekretion – Konsistenz, trocken
Völlegefühl	Carb-v, Gels, Lach, Nux-v, Puls, Sang, Stict
wund (auch scharf, rau, roh)	vgl. **Tab. 3.3** Sekretion – Konsistenz, wund machend, scharf
Zusammenschnürung	Ars, Carb-v, Lach, Naja, Nux-v, Puls, Sil

3.3 Sekretion

Nase	Fließschnupfen	All-c, Ambro, Aral, Ars, Ars-i, Arum-t, Arund, Carb-v, Dulc, Euphr, Galph, Gels, Iod, Kali-i, Naja, Nux-v, Psor, Sabad, Sang, Squil, Teucr
	Stockschnupfen	Ars, Ambro, Arum-t, Brom, Carb-v, Dulc, Gels, Iod, Lach, Luf-op, Nat-m, Nux-v, Psor, Puls, Ran-b, Sang, Sil, Sin-n, Stict, Teucr
Auge	Tränenfluss	All-c, Ambro, Ars, Euphr, Kali-p, Nat-m, Puls, Ran-b, Sabad, Sang, Sil, Squil
Konsistenz	blutig	Ambro, Ars, Arum-t, Brom, Dulc, Galph, Lach, Sang, Senec, Sil
	dick	Ars, Ars-i, Carb-v, Dulc, Euphr, Kali-i, Nat-m, Psor, Puls, Sil, Sin-n
	klebrig, zäh, klumpig	Aral, Ars-i, Kali-p, Lach, Nat-m, Psor, Puls, Ran-b, Sin-n, Teucr
	Krusten	Ars, Arum-t, Brom, Dulc, Kali-p, Nat-m, Sil, Stict
	mild	All-c, Dulc, Euphr, Puls, Sil
	trocken	Aral, Ars-i, Galph, Nat-m, Nux-v, Puls, Sang, Sil, Sin-n, Stict, Teucr, Wye
	wässrig	Ambro, Aral, Ars, Ars-i, Arum-t, Arund, Carb-v, Euphr, Gels, Iod, Kali-i, Lach, Naja, Sabad, Sil, Sin-n, Squil, Teucr
	wund machend, scharf	All-c, Aral, Ars, Ars-i, Arum-t, Brom, Carb-v, Euphr, Gels, Iod, Kali-i, Lach, Naja, Nat-m, Nux-v, Ran-b, Sang, Sil, Sin-n, Squil, Wye
Farbe	gelb	Aral, Ars, Ars-i, Dulc, Euphr, Iod, Kali-p, Lach, Luf-op, Nux-v, Puls
	grau	Ars, Lach, Sil
	grün	Ars, Ars-i, Arund, Carb-v, Kali-i, Puls, Teucr

3.4 Allgemeines und Begleitsymptome

Aphthen	Ars, Aral, Carb-v, Lach, Nux-v
Asthma	All-c, Ambro, Aral, Ars, Ars-i, Arum-t, Arund, Brom, Carb-v, Dulc, Iod, Kali-i, Kali-p, Lach, Luf-op, Naja, Nux-v, Puls, Ran-b, Sang, Sil, Stict
Durst	Ars, Arund, Carb-v, Dulc, Iod, Kali-p, Luf-op, Nat-m, Nux-v, Sil
Durstlosigkeit	Ars, Carb-v, Gels, Puls, Sabad
frostig	Ars, Arund, Carb-v, Dulc, Euphr, Gels, Kali-p, Nat-m, Nux-v, Psor, Puls, Ran-b, Sabad, Sil, Stict, Teucr
Geruchssinn	Ars, Arund, Kali-i, Kali-p, Nat-m, Nux-v, Puls, Sang, Sil, Teucr
Heiserkeit, Aphonie	All-c, Ars-i, Arum-t, Brom, Carb-v, Dulc, Galph, Iod, Kali-bi, Kali-p, Nat-m, Nux-v, Puls, Wye
Husten	All-c, Ambro, Aral, Ars, Brom, Carb-v, Euphr, Gels, Iod, Lach, Naja, Nat-m, Nux-v, Puls, Sang, Sil, Sin-n, Squil, Stict, Wye
Kopfschmerzen	All-c, Lach, Luf-op, Wye
Lichtempfindlichkeit	Ars, Arund, Euphr, Luf-op, Nat-m, Nux-v, Puls, Ran-b, Sang, Sil
Nasenbohren	Arum-t, Carb-v, Nat-m, Sabad, Sil, Stict, Teucr
Nasenbluten	Ambro, Arum-t, Brom, Carb-v, Galph, Nux-v, Puls, Sil
Niesen	All-c, Ambro, Aral, Ars, Ars-i, Arund, Brom, Carb-v, Dulc, Euphr, Galph, Gels, Iod, Kali-i, Kali-p, Lach, Nat-m, Nux-v, Puls, Sabad, Sang, Sil, Sin-n, Squil
Räuspern	Lach, Nat-m, Nux-v, Puls, Ran-b, Wye
Rötung	Ars, Euphr, Galph, Kali-i, Lach, Nat-m, Nux-v, Sang
Schweiß	Aral, Ars, Arund, Carb-v, Kali-p, Lach, Nat-m, Nux-v, Sil, Sin-n
Urtikaria	Ars, Dulc, Lach, Nat-m, Sil
warm	Ars-i, Arund, Brom, Iod, Kali-i, Nat-m

3.5 Modalitäten, allgemein

zeitlich	Periodizität	Ars, Gels, Nat-m, Nux-v, Psor, Puls, Sabad, Sang, Squil
	< morgens 4–9 Uhr	Ars-i, Arum-t, Carb-v, Dulc, Euphr, Lach, Luf-op, Naja, Nat-m, Nux-v, Puls, Ran-b, Sabad, Sang, Squil
	< vormittags 9–12 Uhr	Carb-v, Gels, Lach, Nat-m, Nux-v, Ran-b, Sabad, Sil, Teucr
	< nachmittags 12–16 Uhr	Arund, Galph, Nux-v, Puls, Ran-b, Sil, Teucr, Wye
	< abends 18–21Uhr	All-c, Ars, Brom, Carb-v, Dulc, Euphr, Iod, Lach, Puls, Ran-b, Sang, Sin-n, Sil
	< nachts 21–4 Uhr	Aral, Ars, Ars-i, Dulc, Euphr, Iod, Kali-i, Kali-p, Lach, Nat-m, Puls, Sabad, Sang, Sil, Stict
physikalisch	< Nässe, < Feuchtigkeit, < Baden > trockenes Wetter	Ars, Ars-i, Brom, Dulc, Gels, Kali-i, Lach, Psor, Puls, Sil
	> Nässe, > Feuchtigkeit, > Baden < trockenes Wetter	Ars-i, Brom, Euphr, Kali-p, Nux-v, Puls, Sabad
	< im Freien, < kühle Luft > Zimmer	Ars, Carb-v, Dulc, Euphr, Kali-p, Lach, Nux-v, Psor, Ran-b, Sabad, Sil, Teucr
	> im Freien, > kühle Luft < Zimmer	All-c, Ars, Ars-i, Brom, Carb-v, Euphr, Iod, Kali-i, Lach, Luf-op, Nat-m, Puls, Sabad, Sang, Stict, Teucr
	< Kälte (Anwendungen, Baden, Entblößen) > Wärme (Anwendungen, Bett, Einhüllen)	Ars, Ars-i, Brom, Dulc, Kali-p, Naja, Nux-v, Psor, Puls, Ran-b, Sabad, Sil, Squil, Teucr
	> Kälte (Anwendungen, Baden, Entblößen) < Wärme (Anwendungen, Bett, Einhüllen)	Ars-i, Arum-t, Brom, Carb-v, Euphr, Iod, Kali-i, Lach, Nat-m, Puls

3.5 Modalitäten, allgemein

physikalisch	< Staub	Ars, Brom, Puls, Sil
	< Wetter, schwüles	Ars, Brom, Carb-v, Gels, Lach, Nat-m, Puls, Sil
	< Wetterwechsel, < Temperaturwechsel	Ars, Carb-v, Dulc, Galph, Gels, Kali-i, Lach, Nux-v, Psor, Puls, Ran-b, Sil, Stict, Teucr
	< Wind, > Zugluft	Aral, Ars, Ars-i, Arum-t, Euphr, Lach, Naja, Nux-v, Puls, Sil, Squil
physiologisch	> Absonderungen (Auswurf, Sekret)	Aral, Ars, Dulc, Lach, Naja, Nux-v, Psor, Puls, Sil, Stict
	< Bewegung	Nat-m, Nux-v, Ran-b, Sil, Stict
	> Bewegung	Ars, Dulc, Gels, Iod, Kali-i, Kali-p, Puls
	< Geruch von Blumen	All-c, Nux-v, Sabad, Sang, Wye
	< Husten	Ars, Carb-v, Nux-v, Puls, Squil, Stict
	< Liegen, < Hinlegen, nach	Ars, Carb-v, Dulc, Puls, Sabad, Sil, Stict
	> Liegen, > Hinlegen, nach	Carb-v, Iod, Nat-m, Nux-v, Sang, Sil, Sinap, Squil
	< Niesen	Ars, Carb-v, Puls, Sabad
	> Niesen	Lach, Naja
	< Schlaf	Aral, Ars, Carb-v, Euphr, Lach, Nat-m, Nux-v, Puls, Sabad, Sil
	> Schlaf	Ars, Kali-p, Nux-v, Puls, Sang
	< Schnäuzen der Nase	Iod, Lach, Nux-v, Puls, Ran-b
	> Schnäuzen der Nase	Sil
	< Sprechen, < Singen	Ars, Arum-t, Carb-v, Dulc, Iod, Nat-m, Nux-v, Sang, Sil, Wye
psychologisch	< Denken an Beschwerden	Gels, Sabad
	< Gefühlserregung	Gels, Kali-p, Lach, Nat-m, Nux-v, Puls, Teucr

3.6 Modalitäten, spezifisch

zeitlich	Schnupfen	Niesen	Tränenfluss	Asthma, Husten
< morgens 4–9 Uhr	Arum-t, Ars, Iod, Kali-i, Nux-v	All-c, Gels, Nux-v, Puls, Sil	Ars, Puls	Ars, Euphr, Puls
> morgens 4–9 Uhr	Ars, Dulc, Lach	Nux-v, Sil		
< tagsüber	Nux-v, Sinap			Euphr, Sinap
< nachmittags 12–16 Uhr	Arum-t, Sinap			
> abends 18–21 Uhr	Dulc			
< abends 18–21 Uhr	Ran-b, Sinap, Teucr			Ars, Brom, Naja, Nux-v
< nachts 21–4 Uhr	Nux-v, Puls	Ars, Arum-t, Carb-v, Nux-v, Puls		Aral, Ars, Brom, Lach, Naja, Nux-v, Puls
> nachts 21–4 Uhr				Euphr

physikalisch	Schnupfen	Niesen	Tränenfluss	Asthma, Husten
< im Freien, < kühle Luft, > Zimmer	Ars, Dulc, Euphr, Iod, Naja, Nux-v, Ran-b, Sabad		Euphr, Iod, Nat-m, Puls, Sabad	All-c, Ars, Psor
> im Freien, > kühle Luft, < Zimmer	All-c, Ars, Dulc, Iod, Nux-v, Ran-b, Squil			Brom, Puls

3.6 Modalitäten, spezifisch

physikalisch	Schnupfen	Niesen	Tränenfluss	Asthma, Husten
< Kälte (Anwendungen, Baden, Entblößen) > Wärme (Anwendungen, Bett, Einhüllen)	Ars, Dulc	Nux-v, Sil		
> Kälte (Anwendungen, Baden, Entblößen) < Wärme (Anwendungen, Bett, Einhüllen)	Stict			
< Wetterwechsel, < Temperaturwechsel	All-c, Gels			
< Wetter, trockenes	Dulc			
< Wind, < Zugluft	Euphr		Euphr, Nat-m, Puls	
physiologisch	Schnupfen	Niesen	Tränenfluss	Asthma, Husten
> Arme abspreizen				Lach, Nux-v, Psor
> Aufstoßen				Carb-v, Nux-v
< Atmen tief, < Einatmen		All-c		Aral, Brom
< Essen, Trinken		Nux-v	Sinap	Kali-p, Sinap
< Gähnen			Sabad	
> Gehen				Brom
< Husten	Euphr, Lach, Squil		All-c, Euphr, Nat-m, Puls, Sabad, Squil	
< Lachen, < Lesen	Teucr		Nat-m	Nux-v

physiologisch	Schnupfen	Niesen	Tränenfluss	Asthma, Husten
< Liegen, < Hinlegen, nach	Sinap		Euphr	(auch > Sitzen) Aral, Ars, Ars-i, Brom, Carb-v, Iod, Lach, Naja, Puls, Sang, Sinap
> Liegen, > Hinlegen, nach	Puls			Euphr, Nux-v, Psor
> Niesen				Naja
< Niesen			Nat-m, Sabad	
< Schlaf, < Einschlafen				Aral, Ars, Carb-v, Gels, Lach, Naja
< Steigen				Arund, Iod

4 Materia medica

Die Materia medica enthält wie das Repertorium 32 Arzneimittel. Die Beschreibungen enthalten die wichtigsten Informationen.

Die Arzneidarstellung ist gegliedert in:

- Name (Abkürzung)
- Synonyme; deutsche Bezeichnung; Pflanzenfamilie; Vorkommen
- Engramm (Merksatz in einem Kasten)
- Lokalisation
- Empfindungen
- Sekretion
- Allgemeines und Begleitsymptome
- Modalitäten
- Geistes- und Gemütssymptome

Materia medica und Repertorium bauen aufeinander auf. Zuerst wurde eine umfassende Materia-medica-Recherche durchgeführt. Erst danach wurde aus verlässlichen und so weit wie möglich klinisch bestätigten Symptomen das Repertorium erstellt. Dabei wurde auf die innere Logik geachtet. Repertoriumseinträge üblicher Repertorien wurden nach Überprüfung in verlässlichen Materia-medica-Referenzen übernommen. Somit ergänzen sich Materia medica und Repertorium und können als komplementäre Hilfswerkzeuge betrachtet werden. Die verwendeten Arzneimittellehren sind im Literaturverzeichnis aufgelistet.

4.1 Allium cepa (All-c.)

Cepa; Küchenzwiebel; Liliaceae; Naher Osten, Europa

Scharfe Nasensekrete und milde Tränen, > an frischer Luft

Lokalisation

- Nase, Augen, Konjunktiven, Kehlkopf
- linksseitig, von links nach rechts, nach unten wandernd

Empfindungen

- Brennen, Stechen
- scharf, beißend, Rohheit

Sekretion

- reichlich wässrige Tränen und Fließschnupfen
- scharfe Nasenabsonderung (Nase und Oberlippe wund), mit mildem Tränenfluss

Allgemeines und Begleitsymptome

- häufiges, heftiges Niesen < beim Betreten eines warmen Zimmers, < morgens, < beim tiefen Atmen
- Tränenfluss < Husten
- Stirnkopfschmerz ausstrahlend zur Nase > Fließen der Absonderungen
- Heiserkeit, Schmerz im Kehlkopf < Husten
- Allergie auf Pfirsiche, Unverträglichkeit von Gurken, Salat
- empfindlich gegen Geruch blühender Pflanzen
- Schwellung der Augen und ihrer Umgebung
- Hunger, reichliches Urinieren

Modalitäten

- < Frühling, < August, < abends, < Hitze, < warmes Zimmer, < helles Licht
- > kühle, frische Luft, > Baden, > Bewegung

Geist und Gemüt

Benommenheit und Dumpfheit des Geistes

4.2 Ambrosia artemisiifolia (Ambro.)

Ambrosia elatior; Beifußblättriges Traubenkraut, Hohes Traubenkraut, engl. *ragweed*; Asteraceae (Compositae); Europa, Mexiko, Brasilien

Tränenfluss mit unerträglichem Juckreiz der Lider

Lokalisation

Augen, Augenlider, Trachea, Bronchien, Lunge, Nase

Empfindungen

- Beißen, Brennen (Augen)
- unerträglicher Juckreiz (Lider)
- Verstopfungsgefühl (Nase und Kopf)

Sekretion

- wässrig (Tränen und Schnupfen)
- Stockschnupfen

Allgemeines und Begleitsymptome

- Niesen; Nasenbluten
- Asthmaanfälle
- Diarrhö

4.3 Aralia racemosa (Aral.)

Amerikanische Narde; Araliaceae; Nordamerika

Asthma im Frühling, Niesen bei Luftzug

Lokalisation

- Bronchien
- absteigend

Empfindungen

- brennend, roh (hinter Brustbein)
- beißend, wund (Choanen, Nasenflügel, hinter Brustbein, Lungen)

Sekretion

- stark (wässrig, salzig, wund machend)
- erst trocken, später gelb, fadenziehend, zäh

Allgemeines und Begleitsymptome

- häufiges Niesen, beim geringsten Luftzug
- Nasenflügel wund, wie aufgesprungen
- allergisches Asthma mit Kitzeln im Hals, trockenem Husten nach dem erstem Schlaf; geringer Auswurf
- Nachtschweiß

Modalitäten

- < Frühling, < Luftzug
- Atemnot/Husten < nachts, < 23 Uhr, < Hinlegen, < Liegen, < Einatmen; > Liegen mit hochgelagertem Kopf, > aufrechtes Sitzen, > Auswurf

4.4 Arsenicum album (Ars.)

Arsentrioxid; Arsenik, Arsenige Säure

Scharfes Brennen, < in kalter Nacht und im Liegen, mit ängstlicher Ruhelosigkeit

---

Lokalisation

- Nase, Augen, Bronchien, Lunge
- rechtsseitig (Schnupfen)

4.4 Arsenicum album (Ars.)

Empfindungen

- Brennen
- Jucken (Augen nachts, Nase)
- Verstopfungsgefühl (Nasenrücken)
- Wundheitsgefühl (Nase)
- Fremdkörpergefühl (Auge)

Sekretion

- wässrig; scharf, beißend; spärlich
- wund machend (Augenlider, Wangen, Nasenlöcher, Oberlippe)
- Stockschnupfen wechselnd mit Fließschnupfen
- Fließschnupfen trotz verstopfter Nase

Allgemeines und Begleitsymptome

- Rötung und ödematöse Schwellung der Augenlider
- Zucken der Augenlider; Lichtempfindlichkeit
- Niesen weckt nachts
- Asthma mit starkem Pfeifen; Asthma gegen Mitternacht
- Schwäche und Ruhelosigkeit
- frostig
- Durst auf kleine Schlucke Wasser
- Ekzeme

Modalitäten

- < von Mitternacht bis 2 Uhr, < nach 2 Uhr; < Kälte (Luft, Getränke, Essen)
- > Wärme (Anwendungen, Essen, Einhüllen), > Bewegung
- Asthma nach Verkühlung im Sommer < Hinlegen abends; periodisch auftretend; > Vorbeugen, > aufrechtes Sitzen, > Liegen mit hochgelagertem Kopf, > Knie an den Kopf ziehen
- Fließschnupfen < frische Luft; > morgens, > Wärme

Geist und Gemüt

Ruhelos, ängstlich, misstrauisch

4.5 Arsenicum iodatum (Ars-i.)

Arsentrijodid

Hitzig und ruhelos

Lokalisation

- Nase
- links

Empfindungen

- brennend, scharf
- Trockenheit (Mund, Nase)

Sekretion

- reichlich
- wässrig-dünn, scharf, heiß, grün
- wund machend (Oberlippe)
- dick, gelb

Allgemeines und Begleitsymptome

- Schwäche der Augen mit brennenden Schmerzen, als ob Tränenfluss einsetzen würde
- häufiges Niesen
- Psoriasis, chronische trocken-schuppige Ekzeme
- Verlangen nach Alkohol
- hitzig

Modalitäten

- < trockenes, kaltes Wetter, < Wind, < Einhüllen, < Anstrengung, < im Zimmer, < kaltes Baden, < Nässe
- > im Freien, > Essen, > Ruhe
- Asthma > Aufsetzen

Geist und Gemüt

Ruhelosigkeit; hyperaktive Kinder

4.6 Arum triphyllum (Arum-t.)

Arisaema atrorubens; Zehrwurzel, Indianerrübe; Araceae; Amerika, China

Wundheit, Brennen, Aphonie und Zupfen an Lippe und Nase

Lokalisation

- Schleimhäute (Nase, Mund, Hals, Kehlkopf)
- links

Empfindungen

- Brennen, Wundheit, Rohheit
- Kribbeln

Sekretion

- scharf, wund machend, wässrig; Krusten
- Fließschnupfen bei verstopfter Nase
- kann wegen Schleims in Nasenlöchern kaum sprechen

Allgemeines und Begleitsymptome

- raue Stimme, Aphonie und Laryngitis nach kaltem Wind
- allergisches Asthma durch Pollen
- Kinder kauen Nägel, bohren in der Nase, zupfen, bis es blutet
- Hitze im Kopf und im Gesicht während des Schnupfens

Modalitäten

- < nach kaltem Wind, < Singen, < Sprechen, < Hitze
- Nasenverstopfung < morgens
- Fließschnupfen < nachmittags
- Niesen < nachts

Geist und Gemüt

Eigensinnig und verdrießlich, nervös

4.7 Arundo mauritanica (Arund.)

Arundo donax; Wasserrohr, Pfahlrohr, Pfeilschilf; engl. *reed;* Gramineae; Mittelmeergebiet, Südeuropa, Südafrika, Südamerika

---

Jucken und Brennen des Gaumens und der Konjunktiven, Speichelfluss und Durst

---

Lokalisation

Nase, Nasenlöcher, Augen, Augenlider, Gehörgang, Gaumen

Empfindungen

- Ameisenlaufen
- Juckreiz, Brennen, Sticheln

Sekretion

- schleimig, Schleimpfropfen
- bläulich

Allgemeines und Begleitsymptome

- ständiges Niesen; Schmerzen an der Nasenwurzel
- Augenlider: Schwellung, Rötung, Zucken, Schwere, Brennen, Jucken
- Lichtempfindlichkeit
- Verlust des Geruchssinns
- starker Speichelfluss (bei Schnupfen)
- Jucken im Gehörgang
- pfeifende Atmung mit diffusem Schweiß
- unablässiger Durst (morgens nach Erwachen)
- ständiges Hitzegefühl, verbrennt in der Sonne, friert im Schatten

Modalitäten

- < zwischen 12 Uhr mittags und abends, < Großstadtluft
- Atemnot < Treppensteigen, < Laufen

Geist und Gemüt

- Angst durch Schleimansammlung in den Bronchien > im Freien
- abgeneigt zu reden
- Kinder stecken Finger in die Ohren

4.8 Bromium (Brom.)

Brom

Heuschnupfen und Asthma, < Staub und Hitze; > feuchte Kälte

Lokalisation

- Nase, Bronchien
- linksseitig, wechselnde Seiten
- aufsteigend und absteigend

Empfindungen

- ätzend, brennend, Wundheit
- Kitzel, Beißen (Nase)
- Druck (Nasenwurzel)
- Spinnwebgefühl

Sekretion

- wund machend (Nase, Nasenränder, Oberlippe)
- Fließschnupfen abwechselnd mit Stockschnupfen
- verstopft nach dem Niesen (erst rechtes, dann linkes Nasenloch)
- blutig und schmerzhaft (Schnäuzen)
- Krusten

Allgemeines und Begleitsymptome

- Tränenfluss rechts mit Schwellung der Tränendrüsen
- Schwere der Augenlider; Lichtempfindlichkeit
- Niesen anfallsartig, bei Einatmen; Nasenbluten
- Heiserkeit
- Asthma, kann nicht tief genug einatmen, < Staub
- krampfartiger, trockener Husten
- empfindlich gegen Luftzug

Modalitäten

- < Wärme, warmes feuchtes Wetter; < Kälte (Baden, Essen, feuchtes Wetter), < Staub
- > am Meer
- Husten < abends bis Mitternacht, < Eintritt in warmes Zimmer
- Asthma < Einatmen, < nachts; > Meer, > Gehen, > Aufsetzen

Geist und Gemüt

Wahnidee, jemand sei hinter ihm; trübsinnig

4.9 Carbo vegetabilis (Carb-v.)

Holzkohle, Kohle von Rotbuchen- oder Birkenholz

Atemnot mit Verlangen nach frischer Luft, Schmerzen beim Niesen und Schnäuzen

---

Lokalisation

Bronchien, Nase

Empfindungen

- Schmerzen in Nase, Rachen, hinterer Nasenöffnung; < Schnäuzen oder Niesen
- Jucken (um die Nasenlöcher, Lidränder, morgens)

- Kribbeln (Nase, mit erfolglosem Bemühen zu niesen)
- Brennen, Sandgefühl in den Augen
- wie Gewicht auf den Augen

Sekretion

- reichlich oder fehlend, wässrig
- verstopft (Nase, abends)

Allgemeines und Begleitsymptome

- verklebte Lider nachts
- häufiges Niesen durch Reizung im Kehlkopf, ohne Schnupfen
- ständig Nasenbluten
- Heiserkeit abends; Asthma, Atemnot
- Schwäche, Kreislaufschwäche
- Unverträglichkeit von Fett, Flatulenz, Mundgeruch, Aufstoßen ranzig
- Eiseskälte

Modalitäten

- < Wärme, < schwüles Wetter, < kalte Nachtluft, < Singen
- > kühle Luft
- Asthma < Liegen, < letzte Schwangerschaftsmonate; > Aufstoßen
- Niesen < nachts im Bett

Geist und Gemüt

Reizbar, träge

4.10 Dulcamara (Dulc.)

Solanum dulcamara; Bittersüß, Bittersüßer Nachtschatten; Solanaceae; Europa, Nordafrika, Asien

---

Stockschnupfen in feuchtkalter Luft, bei Sommerregen

Lokalisation

Augen, Bronchien

Sekretion

- reichlich, wässrig
- dick und gelb
- blutige Krusten
- trockener Schnupfen, behindert die Atmung
- verstopft, Stockschnupfen in feuchtkalter Luft

Allgemeines und Begleitsymptome

- Augenlid geschwollen im Wechsel mit Nasensymptomen
- träge, schlaff
- ständiges Niesen
- Heiserkeit und viel Schleim in Trachea
- Asthma mit lockerem Husten bei feuchtkaltem Wetter
- Durst auf kalte Getränke
- Nesselsucht, Durchfall, Blasenentzündung, Muskelschmerzen
- frostig, Eiseskälte

Modalitäten

- < kalt, feucht; < Wetterwechsel, < Temperaturveränderungen (Klimaanlage, Kühlraum)
- < Ausbleiben oder Unterdrückung von Absonderungen
- > Wärme (Ausnahme: Nesselausschlag <), > Umhergehen
- Heuschnupfen < frisch gemähtes Gras, < August, < an frischer Luft; > Meer
- Stockschnupfen < Kälte (Regen, Luft), < trockenes Wetter
- Fließschnupfen > geschlossene Räume, > morgens beim Erwachen, > abends; < frische Luft

Geist und Gemüt

- unruhig, reizbar, ungeduldig
- Konzentrationsschwäche

4.11 Euphrasia officinalis (Euphr.)

Augentrost; Scrophulariaceae; Europa, Asien, Nordamerika

Reichliche, scharfe Tränen und milder Fließschnupfen, < abends und nachts, durch Licht und Wind

---

Lokalisation

Schleimhäute (Augen, Nase)

Empfindungen

- Brennen, Jucken
- wie ein Haar vor den Augen, will ständig reiben

Sekretion

- reichlich
- Tränen heiß, beißend (wässrig oder dick, gelb), hinterlassen lackartige Flecken
- mildes Nasensekret

Allgemeines und Begleitsymptome

- Rötung, Schwellung und Trockenheit der Augenlider und Lidränder
- Lichtempfindlichkeit
- Niesen
- lockerer Husten
- frostig

Modalitäten

- < abends und nachts, < im Bett nach Schlaf, < Zimmer, < Wärme
- \> frische Luft
- Tränen < Licht, < Wind, < kalte Luft, < Liegen, < Husten
- Sehen > Blinzeln, > Augenreiben
- Schnupfen < im Freien, < Wind
- Husten < tagsüber; > im Liegen, > nachts

Geist und Gemüt

Abneigung zu reden, Gedächtnisschwäche

4.12 Galphimia glauca (Galph.)

Thryallis glauca; Malpighiaceae; Mittelamerika, Mexiko bis Panama

---

Juckreiz, trocken, Schweregefühl, Antriebsschwäche

Lokalisation

Nase, Auge, Mund, Rachen

Empfindungen

- Jucken, Kribbeln, Brennen, Trockenheit
- Schweregefühl des Kopfes und der Augenlider
- Kehlkopf rau

Sekretion

- Stock- oder Fließschnupfen
- heftiges Tränen der Augen
- Nasenbluten

Allgemeines und Begleitsymptome

- entzündlich gerötete Bindehäute
- verschwommenes Sehen
- gehäuftes Niesen
- Heiserkeit
- auch Prophylaktikum im Frühjahr

Modalitäten

< Wetterwechsel, < nachmittags

Geist und Gemüt

Erschöpft, „wie unter Tranquilizern", Antriebsschwäche

> **Anmerkung:** Die Materia medica beruht auf der homöopathischen Arzneimittelprüfung, die 2005 von den Autoren durchgeführt wurde. Galphimia glauca in Tiefpotenz hat (als bewährte Indikation) eine Wirkung, die mit konventionellen Antihistaminika vergleichbar ist.

4.13 Gelsemium sempervirens (Gels.)

Wilder Jasmin; Loganiaceae; Nord- und Mittelamerika

Wund machender Schnupfen, schwere Lider, will seine Ruhe haben

Lokalisation

Nase, Augenlider

Empfindungen

- wie kochendes Wasser
- Fremdkörpergefühl (Augen)

Sekretion

- Fließschnupfen wässrig dünn, wund machend
- verstopfte Nase

Allgemeines und Begleitsymptome

- schwere, herabfallende Lider
- verschwommenes Sehen, Augen rot, wie wund
- trockener Husten mit Brennen in Kehlkopf und Brust
- Schluckschmerz ins Ohr

Modalitäten

- < vormittags, < Wetterwechsel, < Frühling, < Sommer, < feuchtes Wetter
- > fortgesetzte Bewegung
- Niesen < frühmorgens

Geist und Gemüt

Benommen, will seine Ruhe; Erwartungsspannung

4.14 Iodium (Iod.)

Jod

Heißer Schnupfen und Asthma in der Sommernacht

Lokalisation

- Nase, Kehlkopf, Bronchien
- absteigend

Empfindungen

- Jucken
- Fremdkörpergefühl (Augen)

Sekretion

- Nase verstopft, im Freien Fließschnupfen
- heiß, brennend, wässrig, anhaltend
- reichlich gelber Schleim

Allgemeines und Begleitsymptome

- starker Tränenfluss
- häufiges Niesen
- schmerzhafte Heiserkeit mit Erstickungs- und Würgegefühl
- Asthma
- immer zu heiß

Modalitäten

- < Wärme, < abends, < nachts
- \> Kälte (Luft, Wasser), > Umhergehen im Freien
- Asthma < Liegen, < Sprechen, < Ruhe, < geringe Anstrengung, < Treppensteigen; > Aufsetzen

Geist und Gemüt

Niedergeschlagen, ruhelos und übellaunig

4.15 Kalium iodatum (Kali-i.)

Kaliumjodid, Jodkalium

> Starker, wässriger, scharfer Schnupfen, Stirnhöhlen, < während Ruhe oder drinnen

Lokalisation

Nase, Stirnhöhle, Augen, Bronchien

Empfindungen

- Brennen
- Klopfen
- verstopft (Kopf)

Sekretion

- reichlich: wässrig, scharf, wund machend, salzig
- grünlich: dick, faulig riechend, kühl, mild, schaumig

Allgemeines und Begleitsymptome

- obere Augenlider aufgedunsen, mit Tränenfluss und Rötung der Bindehaut
- Blinzeln schmerzhaft
- Nase rot und geschwollen

- Engegefühl an der Nasenwurzel
- heftiges Niesen
- Verlust des Geruchssinns
- Asthma bei jungen Menschen
- Speichelfluss und Atemnot bei Fließschnupfen
- warmblütig, wechselnd heiß und kalt

Modalitäten

- < Hitze, < nachts, < 5 Uhr, < von Sonnenuntergang bis Sonnenaufgang, < Meer, < Feuchtigkeit, < Wetterwechsel
- > Bewegung, > kühle, frische Luft, > Frühstück, > Aufstehen

Geist und Gemüt

- Kalium: konservativ, besorgt um die Familie, streitlustig, leichtes Weinen, Ängste
- Iodatum: Aktivität, Reizbarkeit, gewalttätig, witzig, wortgewandt

4.16 Kalium phosphoricum (Kali-p.)

Kaliumphosphat

Fauliges, goldgelbes Sekret, depressive Erschöpfung, mit Schweiß im Gesicht

Lokalisation

Choanen, Nase, Augen, Gemüt

Empfindungen

- Jucken (Choanen)
- Brennen, Stechen
- Fremdkörpergefühl (Augen)

Sekretion

- faulig, stinkend
- gold- oder orangegelb
- Krusten
- scharf (Augen)

Allgemeines und Begleitsymptome

- Augen schwimmen in Tränen
- Geruchssinn sehr empfindlich oder fehlend
- heftiges Niesen
- Schwitzen an Kopf und Gesicht
- viel Durst auf eiskaltes Wasser
- frostig

Modalitäten

- < 2 Uhr, < Kälte, < Essen, < geringfügige Anlässe, < Aufregung, < trockene Luft
- > Ruhe, > Schlaf, > Wärme, > langsame Bewegung
- Asthma < geringstes Essen

Geist und Gemüt

- Erschöpfung, Depression; nervöse Reizbarkeit
- Schüchternheit mit Erröten, Abneigung von Gesellschaft

4.17 Lachesis muta (Lach.)

Surukuku; Buschmeisterschlange; Crotalidae; Südamerika

Linksseitig, Engegefühl, > Absonderungen und an frischer Luft

---

Lokalisation

- Nase, Nasennebenhöhlen, Augen, Bronchien
- linksseitig, von links nach rechts

Empfindungen

- Engegefühl
- Jucken, Brennen (Augen)

Sekretion

- wässrig, wund machend
- übel riechend
- verstopfte Nase
- Schleimsekretion aus der Nase beim Husten

Allgemeines und Begleitsymptome

- anfallsweises Niesen
- Nasenlöcher und Lippen wund
- Nasenbluten beim Schnäuzen
- Asthma, Kitzelhusten mit Erstickungsgefühl
- Kopfschmerzen vor Fließen des Sekrets
- Hitze in Wellen

Modalitäten

- < morgens, < vormittags, < Berührung, < Druck, < Schlucken, < nach Schlaf, < Wärme, < Frühling, < Sommer, < Herbst, < heiße Getränke, < schwüles Wetter
- > Fließen des Sekrets, > Kälte (frische Luft, Getränke)
- Schnupfen > morgens
- Erstickungsanfall < Hinlegen, < Liegen

Geist und Gemüt

Geschwätzigkeit, Eifersucht, Misstrauen

4.18 Luffa operculata (Luf-op.)

Esponjilla; Curcubitaceae; Süd-, Mittelamerika

Stockschnupfen mit trockenen Schleimhäuten und Stirnkopfschmerzen, > im Freien

---

Lokalisation

Nase, Nebenhöhlen, Augen

Empfindungen

Trockenheit, Brennen

Sekretion

- Stockschnupfen, Krusten in der Nase
- weiß oder gelb (morgens), klar (tagsüber)

Allgemeines und Begleitsymptome

- Fotophobie
- Sinusitis; Stirnkopfschmerzen
- Brennen der Zungenspitze
- Kurzatmigkeit, Asthma
- Müdigkeit, Mattheit
- unstillbares Hunger- und Durstgefühl, mit Abmagerung

Modalitäten

- < morgens, < trockene Zimmerluft
- > im Freien

Geist und Gemüt

Gereiztheit, Antriebslosigkeit

4.19 Naja tripudians (Naja)

Naja naja; Indische Kobra, Brillenschlange; Elapidae; Indien, China

---

Wässrig-scharfer Heuschnupfen im August mit Asthma nachts

Lokalisation

Augen, Nase, Brust, Bronchien, links

Empfindungen

- geschwollen, wund, heiß, verstopft (Nase)
- Hitzegefühl
- Zusammenschnürung

Sekretion

- wässrig
- scharf

Allgemeines und Begleitsymptome

- Asthma beginnend mit Schnupfen
- Ausfließen von Wasser aus der Nase, dann heftiges Niesen, das das Atmen erleichtert
- verstopfte Nase ab morgens zunehmend
- Schwellung der Lider morgens
- Husten mit Heiserkeit und rohem Gefühl im Kehlkopf

Modalitäten

- < morgens, < Zugluft
- Heuschnupfen < August
- Nasenverstopfung < frische Luft; > Absonderung von dünnem, wässrigem Schleim
- Atmung und Asthma < Liegen, < Schlaf, < abends; > Aufsetzen, > heftiges Niesen

Geist und Gemüt

- starkes Pflichtbewusstsein
- Grübeln, Niedergeschlagenheit

4.20 Natrium muriaticum (Nat-m.)

Natrium chloratum; Natriumchlorid, Kochsalz

Wechsel von Fließ- und Stockschnupfen mit Lippenherpes und Traurigkeit

---

Lokalisation

Gemüt, Augen, Nase

Empfindungen

- Brennen
- Jucken
- trocken
- wund
- Fremdkörpergefühl (Augen)

Sekretion

- heftiger Fließschnupfen, dann Verstopfung der Nase hoch oben
- wässrig, ätzend
- dickflüssig, weiß
- scharf, brennend

Allgemeines und Begleitsymptome

- verschwommenes Sehen
- empfindlich gegen Lampenlicht
- Sklera gerötet
- heftiges Niesen frühmorgens oder zu Beginn des Schnupfens
- Verlust von Geruchs- und Geschmackssinn

- Bläschen an den trockenen, rissigen Lippen und an den Nasenflügeln
- morgens Räuspern

Modalitäten

- < 9–11 Uhr, < Essen, < Hitze, < Anstrengung, < starke Gemütserregung, < am Meer
- > frische Luft, > kaltes Baden, > Ruhe, > tiefes Atmen, > vor dem Frühstück, > Liegen auf der rechten Seite
- Tränenfluss < frische Luft, < Wind, < Lesen, < Niesen, < Husten, < Lachen
- Periodizität der Beschwerden

Geist und Gemüt

- verletzlich
- Verlangen nach Einsamkeit, stiller Kummer, < Trost
- großes Verantwortungsgefühl

4.21 Nux vomica (Nux-v.)

Brechnuss, Krähenaugen von Strychnos nux vomica, Brechnussbaum; Loganiaceae; Indien, Malaysia, Australien

---

Fließschnupfen tagsüber im Haus, Stockschnupfen nachts und an der frischen Luft

---

Lokalisation

Gemüt, Nase, Ohren, Eustachische Röhre, Augen, Lidränder

Empfindungen

- Kribbeln im Nasenloch, wie Reizung durch Feder in der Nase
- Jucken
- Brennen (Lidränder morgens)
- Beißen, trocken (Augenwinkel innen, frühmorgens)
- Rohheitsgefühl

Sekretion

Nase läuft, obwohl verstopft; Seiten abwechselnd oder nur eine Seite

Allgemeines und Begleitsymptome

- Niesen, heftig, quälend
- überempfindlicher Geruchssinn
- Fotophobie morgens und verklebte Lider
- Tränenfluss beim Gähnen morgens
- Frösteln

Modalitäten

- < morgens nach dem Erwachen, < vormittags, < Kälte, < frische und trockene Luft, < Zugluft, < Bewegung, < geistige Anstrengung, < Ärger
- > reichliche Absonderungen, > Seitenlage, > kurzer Schlaf
- Stockschnupfen < nachts, < frische Luft
- Fließschnupfen < tagsüber, < im Haus
- Augenjucken > Reiben
- Konjunktivitis Frühjahr

Geist und Gemüt

- reizbar, nervös, zornig, ungeduldig
- aktive, tätige Menschen

4.22 Psorinum (Psor.)

Krätzstoff, Krätzenosode

Allergisches Asthma, Atemnot beim Sitzen, im Freien und > im Liegen

Lokalisation

Augen, Atmung

Empfindungen

Sandgefühl und Brennen der Augen

Sekretion

- faulig riechend
- Fließschnupfen mit Brennen und Niesen
- zäher Schleim; Stockschnupfen

Allgemeines und Begleitsymptome

- Schwäche, Erkältungsneigung
- Hunger oder ungewöhnliches Wohlbefinden vor einem Anfall
- fauliger, widerlicher Körpergeruch
- fettige, raue Haut, Juckreiz, kratzt sich blutig
- sehr frostig

Modalitäten

- < Kälte, < im Freien, < bei Wetterwechsel, < stürmisches Wetter, < Waschen
- > Wärme, > warme Kleidung (auch im Sommer)
- Atemnot < Sitzen und im Freien; > im Liegen, > bei weit vom Körper abgespreizten Armen
- Periodizität der Beschwerden

Geist und Gemüt

Ängstlichkeit, verzweifelt an Genesung

4.23 Pulsatilla pratensis (Puls.)

Anemone pratensis; Wiesenkuhschelle; Ranunculaceae; Europa

Milde, gelbe Sekrete, < in geschlossenen Räumen, > an frischer Luft

---

4.23 Pulsatilla pratensis (Puls.)

Lokalisation

- Nase, Konjunktiven, Atmung, Gemüt
- rechte Seite

Empfindungen

- Verstopfung der Nase, Juckreiz
- brennend, stechend, Trockenheitsgefühl (Augen)
- Fremdkörpergefühl (Augen)

Sekretion

- Tränenfluss im Freien
- dickes, mildes, gelbgrünes Sekret
- Absonderung im warmen Zimmer
- mild-eitrige Konjunktivitis

Allgemeines und Begleitsymptome

- Geruchsverlust
- Trockenheit der Zunge mit Durstlosigkeit
- Verlangen nach frischer, kühler Luft

Modalitäten

- < in geschlossenen Räumen, < abends, < Nasswerden der Füße
- \> im Freien, > kühle Luft, > fortgesetzte Bewegung, > aufrechte Haltung
- Stockschnupfen > Hinlegen

Geist und Gemüt

- mild, gefühlsbetont, tränenreich, weinerlich
- Verlangen nach Trost und Gesellschaft
- wechselhaft

4.24 Ranunculus bulbosus (Ran-b.)

Knollenhahnenfuß; Ranunculaceae; Europa, Nordamerika

Kribbeln in Nase, Choanen und Gaumen

Lokalisation

Äußerer Augenwinkel rechts, Konjunktiven, Innenseite der Unterlieder, Gaumen, Nasenwurzel, Nasenlöcher, Choanen

Empfindungen

- Kribbeln, Kitzeln (Nasenlöcher, Choanen, Gaumen)
- Beißen wie von Rauch
- Fremdkörpergefühl (Augen)
- Jucken
- Stiche (Augen)
- Brennen
- wund (Lider)

Sekretion

- reichlich zäher Schleim
- verstopft (Nase)
- Tränenfluss

Allgemeines und Begleitsymptome

- Räuspern, Schlucken, Schnäuzen, um die kribbelnden Bereiche zu kratzen
- Heiserkeit, Brustbeklemmung, Rötung, Fotophobie

Modalitäten

< abends im Raum (Nasenverstopfung), < im Freien, < Temperaturveränderung, < Bewegung

Geist und Gemüt

Hastig, reizbar, streitsüchtig

4.25 Sabadilla officinalis (Sabad.)

Schoenocaulon officinale; Läusesamen; Liliaceae; Venezuela, Guatemala, Mexiko

Krampfartiges Niesen

Lokalisation

- Nase, innerer Hals, weicher Gaumen, Stirnhöhlen, Augen
- rechte Seite, Seitenwechsel

Empfindungen

- krampfartiges, hartnäckiges Niesen; reibt die Nase
- Jucken und Kribbeln in der Nase und am weichen Gaumen
- Juckreiz in der Nase breitet sich über den ganzen Körper aus, anschließend Atemnot
- geruchsempfindlich
- ein Nasenloch verstopft
- Brennen der Augen mit Tränenfluss
- Augenlider gerötet, brennend

Sekretion

Wässrig, Fließschnupfen

Allgemeines und Begleitsymptome

- Überempfindlichkeit für Gerüche
- Sinusitis, Völlegefühl in der Stirn
- Hitzegefühl des Gesichts
- Mangel an Lebenswärme

Modalitäten

- < kalte Luft, < beim Denken an die Beschwerden, < Blumenduft, < vormittags
- > an der frischen Luft, > Wärme, > im warmen Zimmer, > heiße Luft, > warme Speisen
- Tränenfluss < Niesen, < Husten, < Gähnen
- periodisch wiederkehrende Beschwerden

Geist und Gemüt

Gesteigerte Fantasie, Einbildungen

4.26 Sanguinaria canadensis (Sang.)

Kanadische Blutwurzel; Papaveraceae; Nordamerika

Rechts → links, brennende Trockenheit, warmblütig

Lokalisation

- Schleimhäute, Augen, Nase, Rachen
- rechtsseitig, erst rechts, dann links

Empfindungen

- brennend, wund, trocken
- Brennen im Rachen, Trockenheit
- Schmerzen an der Nasenwurzel
- geruchsempfindlich
- Fremdkörpergefühl (Augen)

Sekretion

- scharf, wässrig, wund machend
- abwechselnd verstopfte und laufende Nase
- brennende Trockenheit in den Augen, gefolgt von starkem Tränenfluss
- Tränenfluss mit Schnupfen, Tränen werden als heiß empfunden

Allgemeines und Begleitsymptome

- umschriebene Röte der Wangen
- keuchend, pfeifendes Atmen bei Asthma
- warmblütig

Modalitäten

- < Gerüche, < Licht, *Rose Cold* mit Asthma
- > Schlaf, > ruhiger und dunkler Raum, > Rückenlage, > kühle Luft
- periodische Beschwerden (mit der Sonne, wöchentlich)

Geist und Gemüt

Nervös, ängstlich

4.27 Silicea terra (Sil.)

Kieselsäure

Trocken, verstopft, nachgiebig

Lokalisation

Nasenspitze, Nase innen, Nasennebenhöhlen, innere Augenwinkel, Tränenkanäle

Empfindungen

- Jucken, Trockenheit
- Juckreiz der Nasenspitze
- Fremdkörpergefühl (Augen)

Sekretion

- verstopft
- trockene, harte Krusten, blutend beim Ablösen

Allgemeines und Begleitsymptome

- Lichtempfindlichkeit
- morgendliches Niesen
- Verlust des Geruchssinns
- Rhagaden an den Nasenlöchern
- frostig

Modalitäten

- < Kälte, < Wetterumschwung, < Zugluft, < Entkleiden, < Baden, < nachts
- > Wärme, > warmes Einhüllen

Geist und Gemüt

Nachgiebig, Erwartungsspannung, schüchtern

4.28 Sinapis nigra (Sin-n.)

Brassica nigra; Schwarzer Senf; Cruciferae (Brassicaceae); gemäßigte Klimazonen

---

Trocken, heiß, fadenziehend

Lokalisation

Nase, Augen

Empfindungen

- trocken, berührungsempfindlich
- brennend, heiß, wund

Sekretion

- dünn, wässrig
- wund machend, scharf, brennend
- klumpig, fadenziehend
- fehlende oder verminderte Sekretion

- verstopfte Nase, wechselnde Seiten oder nur links
- fühlt sich kalt an

Allgemeines und Begleitsymptome

- Niesen, Tränenfluss, hackender Husten
- Schweiß, v.a. Stirn, Oberlippe

Modalitäten

- < Sommer
- > nachts
- > Hinlegen
- Nase, Atmung < tagsüber, < Hinlegen
- Kopf, Augen, hackender Husten < Essen
- verstopfte Nase < nachmittags und abends

Geist und Gemüt

Gereizt, nachts aktiv

4.29 Squilla maritima (Squil.)

Scilla maritima, Urginea maritima; Meerzwiebel; Liliaceae; Mittelmeerraum

> Niesen, Seitenstechen und Urinabgang beim Husten

Lokalisation

Augen, Nase, Schleimhäute

Empfindungen

- „Augen schienen einige Minuten lang in kühlem Wasser zu schwimmen"
- stechende Schmerzen beim Husten; in den Seiten, besonders während Einatmung

Sekretion

- wässrig (Nase)
- scharf, wund machend (Fließschnupfen)

Allgemeines und Begleitsymptome

- Schnupfen mit Husten
- Husten morgens locker, abends trocken, durch Kitzeln im Kehlkopf
- beim Husten Tränen und herausspritzender Urin
- reibt sich die Augen und das Gesicht (mit den Fäusten, während des Hustens)
- linkes Auge erscheint kleiner, Schwellung des Oberlids
- häufiges, heftiges Niesen, beim Husten
- Ödeme
- kalte Hände und Füße bei warmem Körper

Modalitäten

- < frühmorgens, < Husten
- Hals < Entblößen
- Nase > im Freien

4.30 Sticta pulmonaria (Stict.)

Lobaria pulmonaria; Lungenflechte, Lungenmoos; Stictaceae; weltweites Vorkommen

---

Schweregefühl an der Nasenwurzel, Fröstseln, Rededrang

Lokalisation

- Nasenwurzel, Bronchien
- rechtsseitig

Empfindungen

- Trockenheit
- Dumpfheit mit Schwere- und Völlegefühl der Nasenwurzel
- Stechen (Schmerz diagonal verlaufend)

Sekretion

- trocken, krustig
- erfolgloses Schnäuzen, häufig
- Nasenbohren

Allgemeines und Begleitsymptome

- trocken-bellender Husten, < Einatmen von kalter Luft
- Brennen der Augenlider, Augapfel schmerzhaft
- Sinusitis frontalis
- unaufhörliches, trockenes Hüsteln, das am Einschlafen hindert
- Asthma durch Pollen
- Ruhelosigkeit der Hände und Füße
- Frostigkeit

Modalitäten

- < Wetterwechsel plötzlich, < Temperaturwechsel, < nachts, < Hinlegen, < Bewegung, < Husten (Hustenreiz wird verschlimmert)
- > ungehinderte Absonderung, > im Freien

Geist und Gemüt

Rededrang; Gefühl zu schweben

4.31 Teucrium marum verum (Teucr.)

Marum verum, Teucrium marum; Katzenkraut, Amberkraut, Katzengamander; Labiatae; Mittelmeerraum

---
Zupfen, Nasenpolypen

Lokalisation

Nase

Empfindungen

- Kribbeln, Ameisenlaufen
- Trockenheit, Verstopfungsgefühl
- Beißen
- Fremdkörpergefühl (Augen)

Sekretion

- wässrig
- klumpige Absonderungen, grüne Massen, Krusten

Allgemeines und Begleitsymptome

- Augenlider gerötet und aufgedunsen
- Beißen der inneren Augenwinkel
- ständige Neigung zum Schnäuzen
- Kribbeln der Nase, muss ständig daran zupfen, mit Tränen der Augen und Niesen
- Nase verstopft auf der Seite, auf der man liegt
- Nasenpolypen
- Jucken am Gaumen
- Reizung der Trachea
- frostig

Modalitäten

- < Kälte, < Wetterwechsel
- > im Freien

4.32 Wyethia helenioides (Wye.)

Wyethia; Kalifornischer Weihnachtsstern; Compositae; Nordamerika

Juckreiz im Gaumen, erstreckt sich zum Ohr

Lokalisation

Nase, Pharynx, Gaumen, Epiglottis, innerer Augenwinkel

Empfindungen

- brennend (Bronchien), verbrüht (Mund), Hitzegefühl (Ösophagus), Trockenheit
- Juckreiz (retronasal und Gaumen, zum Ohr ausstrahlend)
- Verlängerungsgefühl (Uvula), Kitzelreiz (Epiglottis)
- Gefühl, als steige das Blut zu Gesicht oder Kopf hoch

Sekretion

- wund machend
- trocken (Nase, Husten, Asthma)

Allgemeines und Begleitsymptome

- kratzt ständig mit der Zunge am Gaumen, um den Juckreiz zu stillen
- ständiges Räuspern und Schlucken
- Heiserkeit beim Sprechen und Singen (*Clergyman's sore Throat*)
- Kopfschmerz beim Schwitzen
- Frösteln um 22/23 Uhr

Modalitäten

- < Geruch von Rosen und Blumen
- < Herbst

5 Kasuistiken

5.1 Fall 1: Ambrosia artemisiifolia (35-jährige Patientin)

5.1.1 Anamnese und Befund

Die Patientin stellt sich im Juni im Rahmen der Sprechstunde vor. Sie leidet seit mehreren Jahren von Mai bis August unter Heuschnupfenbeschwerden. Sie klagt über Jucken der Augenlider mit Tränen und Brennen, Reiben verschlechtere, Spülen mit Wasser bessere die Beschwerden. Es bestehe auch explosionsartiges Niesen und die Nase laufe mit einem wässrigem Sekret. Teils säßen die Beschwerden auch auf der Brust. Alle Beschwerden bestünden nur, wenn sie ins Haus gehe, aber nicht im Garten.

5.1.2 Fallanalyse

Im Vordergrund der Beschwerden steht das Jucken der Augenlider mit Tränenfluss und Brennen. Verschlechterung bei Reiben und Besserung durch Spülen mit Wasser sind nicht ungewöhnlich. Weitere Symptome sind das Niesen, der wässrige Fließschnupfen und das angedeutete Asthma. Alle Symptome werden im Zimmer verschlechtert. In diesem Fall werden alle Symptome von der Patientin sehr klar und deutlich umschrieben und deshalb für die Repertorisation verwendet.

5.1.3 Repertorisation

Lokalisation – Augen, Lider

All-c, Ambro, Ars, Arund, Carb-v, Dulc, Euphr, Galph, Gels, Iod, Kali-i, Naja, Nat-m, Nux-v, Puls, Ran-b, Sil, Stict

5.1 Fall 1: Ambrosia artemisiifolia (35-jährige Patientin)

Empfindungen – Brennen

All-c, Ambro, Aral, Ars, Ars-i, Arum-t, Arund, Brom, Carb-v, Dulc, Euphr, Galph, Iod, Kali-i, Lach, Luf-op Nat-m, Nux-v Psor, Puls, Ran-b, Sabad, Sang, Sil, Sin-n, Squil, Wye

Empfindungen – Jucken (auch Kitzeln, Kribbeln, Ameisenlaufen)

Ambro, Aral, Ars, Arum-t, Arund, Carb-v, Euphr, Galph, Iod, Kali-p, Lach, Nat-m, Nux-v, Puls, Ran-b, Sabad, Sil, Teucr, Wye

Sekretion – Nase – Fließschnupfen

All-c, Ambro, Aral, Ars, Ars-i, Arum-t, Arund, Carb-v, Dulc, Euphr, Galph, Gels, Iod, Kali-i, Naja, Nux-v, Psor, Sabad, Sang, Squil, Teucr

Sekretion – Auge – Tränenfluss

All-c, Ambro, Ars, Euphr, Kali-p, Nat-m, Puls, Ran-b, Sabad, Sang, Sil, Squil

Sekretion – Wässrig

Ambro, Aral, Ars, Ars-i, Arum-t, Arund, Carb-v, Euphr, Gels, Iod, Kali-i, Lach, Naja, Sabad, Sil, Sin-n, Squil, Teucr

Allgemeines und Begleitsymptome – Asthma

All-c, Ambro, Aral, Ars, Ars-i, Arum-t, Arund, Brom, Carb-v, Dulc, Iod, Kali-i, Kali-p, Lach, Luf-op, Naja, Nux-v, Puls, Ran-b, Sang, Sil, Stict

Allgemeines und Begleitsymptome – Niesen

All-c, Ambro, Aral, Ars, Ars-i, Arund, Brom, Carb-v, Dulc, Euphr, Galph, Gels, Iod, Kali-i, Kali-p, Lach, Nat-m, Nux-v, Puls, Sabad, Sang, Sil, Sin-n, Squil

Modalitäten, allgemein – > im Freien, > kühle Luft; < im Zimmer

All-c, Ars, Ars-i, Brom, Carb-v, Euphr, Iod, Kali-i, Lach, Luf-op, Nat-m, Puls, Sabad, Sang, Stict, Teucr

5.1.4 Ergebnis

Arsenicum album steht in allen Rubriken, Ambrosia artemisiifolia fehlt in der Rubrik „Modalitäten", Carbo vegetabilis steht nicht unter „Tränenfluss".

Beim Materia-medica-Vergleich fällt auf, dass die Augenbeschwerden, das Hauptsymptom der Patientin, sehr charakteristisch für Ambrosia artemisiifolia sind, auch die restlichen Symptome bis auf die Modalität „schlimmer im Zimmer" werden gut abgedeckt. Da es sich jedoch um ein kleines Mittel handelt, bei dem noch überhaupt keine Modalitäten bekannt sind, spricht dies nicht gegen die Wahl von Ambrosia.

5.1.5 Verordnung

Ambrosia artemisiifolia C30; 1-mal 2 Globuli täglich bei Bedarf

5.1.6 Verlauf

Im September des gleichen Jahres berichtet die Patientin, dass Ambrosia artemisiifolia gut geholfen habe, sie habe es nur noch ca. eine Woche eingenommen, anschließend habe sich eine anhaltende Besserung eingestellt. Im Juli des übernächsten Jahres gibt die Patientin an, dass Ambrosia artemisiifolia im vergangenen und auch in diesem Jahr jeweils die Heuschnupfensymptomatik von Auge und Nase deutlich gebessert habe.

5.1.7 Fazit

Der Verlauf über 3 Jahre mit deutlicher Abkürzung der Symptomatik spricht für eine gute Arzneiwirkung.

5.2 Fall 2: Aralia racemosa (30-jähriger Patient)

5.2.1 Anamnese und Befund

Der Patient leidet unter einem hyperreagiblen Bronchialsystem. Früher habe er unter Heuschnupfen gelitten, in den letzten 2 Jahre nicht mehr. In der vergangenen Nacht litt er unter asthmatischer Atemnot, in den Bronchien habe es gepfiffen und er hatte einen trockenen Husten. Er sei nach dem ersten Schlaf mit Atemnot, die sich nach dem Aufsetzen gebessert habe, aufgewacht. Die Untersuchung ergibt, dass die Lunge frei ist. Der Patient ist der Meinung, dass das Atmen schwerer gehe.

5.2.2 Fallanalyse

Die Verschlechterung der Atembeschwerden und des Hustens im ersten Schlaf und die Besserung durch Aufsetzen sind klar umschriebene Modalitäten und werden in erster Linie für die Mittelwahl herangezogen.

5.2.3 Repertorisation

Allgemeines und Begleitsymptome – Asthma

All-c, Ambro, Aral, Ars, Ars-i, Arum-t, Arund, Brom, Carb-v, Dulc, Iod, Kali-i, Kali-p, Lach, Luf-op, Naja, Nux-v, Puls, Ran-b, Sang, Sil, Stict

Allgemeines und Begleitsymptome – Husten

All-c, Ambro, Aral, Ars, Brom, Carb-v, Euphr, Gels, Iod, Lach, Naja, Nat-m, Nux-v, Puls, Sang, Sil, Sin-n, Squil, Stict, Wye

Modalitäten, spezifisch – zeitlich – Asthma, Husten – < nachts, 21–4 Uhr

Aral, Ars, Brom, Lach, Naja, Nux-v, Puls

Modalitäten, spezifisch – physiologisch – Asthma, Husten; < Liegen, < Hinlegen nach; auch > Sitzen

Aral, Ars, Ars-i, Brom, Carb-v, Iod, Lach, Naja, Puls, Sang, Sinap

Modalitäten, spezifisch – physiologisch – Asthma, Husten; < Schlaf, < Einschlafen

Aral, Ars, Carb-v, Gels, Lach, Naja

5.2.4 Ergebnis

In allen Rubriken sind Aralia racemosa, Arsenicum album, Lachesis muta und Naja tripudians vertreten. Beim Materia-medica-Vergleich passt Aralia racemosa vor allem wegen der charakteristischen Verschlechterung im ersten Schlaf am besten.

5.2.5 Verordnung

Aralia racemosa C30, 1-mal 2 Globuli bei Bedarf

5.2.6 Verlauf

In den nächsten 4 Wochen wird noch insgesamt 10-mal der Salbutamol Spray benutzt, ansonsten liegt eine deutliche Besserung der Atemnot seit der Einnahme der homöopathischen Arznei vor.

Im nächsten Jahr tritt wieder die Allergie mit dem extrem starkem Hustenreiz diesmal nachts gegen 3–4 Uhr mit Pfeifen in den Bronchien auf. Es wird erneut Aralia racemosa C30 1-mal 2 Globuli täglich verabreicht, das erneut „super" hilft. Danach muss Aralia racemosa nur noch ganz selten eingenommen werden. Im Juli des folgenden Jahres berichtet der Patient, dass er in diesem Jahr keine Allergiebeschwerden gehabt habe.

5.2.7 Fazit

Unter Aralia racemosa eine deutliche Beschwerdelinderung, auch im Folgejahr. Dies spricht für eine gute Arzneiwirkung. Ob das Ausbleiben der Beschwerden nach einem weiteren Jahr damit in Zusammenhang steht, kann nicht beurteilt werden.

5.3 Fall 3: Arsenicum album (42-jährige Patientin)

5.3.1 Anamnese

Seit frühester Kindheit besteht Heuschnupfen. Die Symptomatik ist jedes Jahr gleich, die Beschwerden treten jeweils von Mai bis Juni auf, vor allem wenn das Heu gewendet wird. Die Reaktion auf Gräser und Getreide ist deutlich. Es besteht starker Juckreiz in Augen, Nase, Hals und Ohren. Beim Reiben tränen die Augen, sie sind eher lichtempfindlich. Die Nase läuft, das Sekret ist flüssig, es besteht Juckreiz und leichtes Wundsein. Die Beschwerden bessern sich drinnen, verschlechtern sich draußen und bei Wind. Am schlimmsten sind sie nachts, wenn Fenster offen stehen: Die Patientin wacht dann durch heftiges Niesen und wegen des Juckreizes der Nase auf. Sie ist allgemein müde und abgeschlagen, friert leicht und muss immer warm genug angezogen sein.

5.3.2 Fallanalyse

Besonders ausgeprägt sind die Modalitäten und der starke, nächtliche Niesreiz.

5.3.3 Repertorisation

Empfindungen – Jucken

Ambro, Aral, Ars, Arum-t, Arund, Carb-v, Euphr, Galph, Iod, Kali-p, Lach, Nat-m, Nux-v, Puls, Ran-b, Sabad, Sil, Teucr, Wye

Allgemeines und Begleitsymptome – Niesen

All-c, Ambro, Aral, Ars, Ars-i, Arund, Brom, Carb-v, Dulc, Euphr, Galph, Gels, Iod, Kali-i, Kali-p, Lach, Nat-m, Nux-v, Puls, Sabad, Sang, Sil, Sin-n, Squil

Modalitäten, spezifisch – zeitlich – Niesen – < nachts 21–4 Uhr

Ars, Arum-t, Carb-v, Nux-v, Puls

Modalitäten, spezifisch – physikalisch – Schnupfen – > im Freien, > kühle Luft; < im Zimmer

All-c, Ars, Dulc, Iod, Nux-v, Ran-b, Squil

5.3.4 Ergebnis

Arsenicum album und Nux vomica ziehen sich durch alle Rubriken. Der Materia-medica-Vergleich und die eher penible, ordentliche äußere Erscheinung der Patientin geben den Ausschlag für Arsenicum album.

5.3.5 Verordnung

Arsenicum album C200, 1-mal 3 Globuli

5.3.6 Verlauf

Rasche Beschwerdefreiheit für den Rest der Saison, auch im Folgejahr treten keine Beschwerden mehr auf.

5.3.7 Fazit

Auch seit Jahrzehnten bestehende Heuschnupfenbeschwerden können rasch und anhaltend gebessert werden, sofern eine deutliche Symptomatik mit charakteristischen Symptomen zur Mittelwahl herangezogen werden kann.

5.4 Fall 4: Arsenicum iodatum (18-jähriger Patient)

5.4.1 Anamnese und Befund

Im Frühjahr plötzlich starkes Brennen der Augen, des Rachens und der Nase. Stark gerötete Konjunktiven, ausgeprägte Unruhe, insbesondere nachts. Hitziger Patient.

5.4.2 Fallanalyse

Zielführend sind das Brennen, die Unruhe und das Hitzegefühl.

5.4.3 Repertorisation

Empfindungen – Brennen

All-c, Ambro, Aral, Ars, Ars-i, Arum-t, Arund, Brom, Carb-v, Dulc, Euphr, Galph, Iod, Kali-i, Lach, Luf-op, Nat-m, Nux-v, Psor, Puls, Ran-b, Sabad, Sang, Sil, Sin-n, Squil, Wye

Allgemeines und Begleitsymptome – warm

Ars-i, Arund, Brom, Iod, Kali-i, Nat-m

5.4.4 Ergebnis

Durch die Rubriken gehen alle „warmen" Mittel Ars-i, Arund, Brom, Iod, Kali-i, Nat-m. Aufgrund der Symptomenähnlichkeit wird Arsenicum iodatum ausgewählt. Hierbei gibt die begleitende Unruhe den Ausschlag.

5.4.5 Verordnung

Arsenicum iodatum D12, 3-mal täglich 5 Tropfen

5.4.6 Verlauf

Deutliche Besserung der allergischen Rhinitis bereits am nächsten Tag. Im weiteren Verlauf der Saison nur noch minimale Beschwerden.

5.4.7 Fazit

Die Beschwerden konnten klinisch zufriedenstellend gelindert werden.

5.5 Fall 5: Bromium (32-jähriger Patient)

5.5.1 Anamnese und Befund

Seit 7 Jahren allergische Rhinitis, die Beschwerden werden ausgelöst durch Staub und Schimmelpilze. Es kommt zu Niesanfällen, Stock- und Fließschnupfen. Die Beschwerden sind morgens schlimmer und häufig begleitet von asthmatischen Erstickungsanfällen. Häufig tritt auch Nasenbluten auf. Der Patient leidet auch unter rezidivierenden Aphten und Pharyngitiden. Er litt jahrelang unter einer schweren Akne. Er ist durstig (2–3 l Wasser/Tag), hitzig und schwitzt viel.

5.5.2 Fallanalyse

Auffallend ist hier die Auslösung durch Staub. Insbesondere die Akne und die hitzige Konstitution sind homöopathisch interessant.

5.5.3 Repertorisation

Allgemeines und Begleitsymptome – Aphten

Ars, Aral, Carb-v, Lach, Nux-v

Allgemeines und Begleitsymptome – Asthma

All-c, Ambro, Aral, Ars, Ars-i, Arum-t, Arund, Brom, Carb-v, Dulc, Iod, Kali-i, Kali-p, Lach, Luf-op, Naja, Nux-v, Puls, Ran-b, Sang, Sil, Stict

Allgemeines und Begleitsymptome – warm

Ars-i, Arund, Brom, Iod, Kali-i, Nat-m

Modalitäten, allgemein – physikalisch – < Staub

Ars, Brom, Puls, Sil

5.5.4 Ergebnis

Arsenicum album und Bromium sind in je 3 Rubriken vertreten. Aufgrund der Symptomenähnlichkeit wurde Bromium ausgewählt.

5.5.5 Verordnung

Bromium Q3, 1-mal täglich 5 Tropfen

5.5.6 Verlauf

Verbesserung der Pollinosis um 90% (subjektive Einschätzung des Patienten): freie Nase, kein Niesen, keine Atemnot. Im nächsten Jahr bei ähnlicher Symptomatik erneutes gutes Ansprechen auf Bromium Q4.

5.5.7 Fazit

Es wurde eine gute klinische Besserung erreicht.

5.6 Fall 6: Dulcamara (23-jährige Patientin)

5.6.1 Anamnese und Befund

Die Patientin hat seit Jahren jedes Frühjahr einen allergischen Schnupfen. Dabei liegt ein Fließschnupfen vor, die Nase läuft mit wässrig-mildem Sekret, die Augen jucken. Außerdem hustet die Patientin. Die Beschwerden sind deutlich schlimmer bei Regen und früh am Morgen. In der Vorgeschichte waren häufig LWS-Beschwerden und Zystitiden vorhanden.

5.6.2 Fallanalyse

Auffallend ist die Verschlechterung bei Regen (feuchte Luft).

5.6.3 Repertorisation

Sekretion – Konsistenz – mild

All-c, Dulc, Euphr, Puls, Sil

Modalitäten, allgemein – physikalisch – < Nässe, < Feuchtigkeit, < Baden; > trockenes Wetter

Ars, Ars-i, Brom, Dulc, Gels, Kali-i, Lach, Psor, Puls, Sil

5.6.4 Ergebnis

Dulcamara, Pulsatilla pratensis und Silicea terra sind in beiden Rubriken zu finden. Aufgrund der Symptomenähnlichkeit wird nach Materia-medica-Vergleich Dulcamara gewählt.

5.6.5 Verordnung

Dulcamara D4, 3-mal täglich 5 Tropfen

5.6.6 Verlauf

Es tritt eine deutliche Linderung der Beschwerden ein. Im symptomfreien Intervall folgt die erfolgreiche Therapie der LWS-Beschwerden mit Berberis vulgaris.

5.6.7 Fazit

Eine klinisch relevante Besserung wurde erreicht.

5.7 Fall 7: Galphimia glauca (59-jährige Patientin)

5.7.1 Anamnese und Befund

Die Patientin leidet seit 20 Jahren unter multiplen Allergien. Insbesondere die Augen und der Rachen sind betroffen. Die Augen tränen und sind trocken, die Augenlider sind gerötet. Der Rachen ist immer trocken. Die Patientin leidet unter ausgeprägter Müdigkeit und Erschöpfung und depressiver Stimmungslage. Im Pricktest nachgewiesene Allergene sind Birkenpollen, Gräserpollen, Schimmelpilze und Hausstaubmilben.

Die Patientin wurde bereits erfolglos mit Arsenicum album und Arsenicum iodatum behandelt.

5.7.2 Fallanalyse

Aufgrund der erfolglosen Vorverschreibungen standen die Augenlider, die Erschöpfung, die depressive Stimmung und die ausgeprägte Trockenheit im Rachen im Fokus.

5.7.3 Repertorisation

Lokalisation – Augen – Lider

All-c, Ambro, Ars, Arund, Carb-v, Dulc, Euphr, Galph, Gels, Iod, Kali-i, Naja, Nat-m, Nux-v, Puls, Ran-b, Sil, Stict

Lokalisation – Mund und Rachen – Gaumen, Rachen, Hals

Arum-t, Galph, Gels, Lach, Nux-v, Puls, Sabad, Sin-n, Wye

Empfindungen – Schwere

Ars-i, Arund, Brom, Galph, Gels, Lach, Nat-m, Nux-v, Puls, Sil, Stict

Sekretion – Konsistenz – trocken

Aral, Ars-i, Galph, Nat-m, Nux-v, Puls, Sang, Sil, Sin-n, Stict, Teucr, Wye

5.7.4 Ergebnis

Galphimia glauca, Nux vomica und Pulsatilla pratensis gehen durch alle Rubriken. Aufgrund der großen Erschöpfung fällt die Entscheidung auf Galphimia glauca.

5.7.5 Verordnung

Galphimia glauca D4, 3-mal täglich 5 Tropfen

5.7.6 Verlauf

Die Beschwerden sind über Frühjahr und Sommer zu 80% gelindert. Die Patientin kann sich nahezu uneingeschränkt im Freien bewegen, auch die Beschwerden durch Hausstaub sind im Haus deutlich gelindert.

5.7.7 Fazit

Galphimia glauca war die geeignete Arznei. Leitsymptome sind die Trockenheit des Rachens und die große Erschöpfung (DD: Gelsemium sempervirens).

5.8 Fall 8: Gelsemium sempervirens (52-jährige Patientin)

5.8.1 Anamnese und Befund

Jedes Frühjahr kommt es seit ihrer Kindheit zu starken Heuschnupfenanfällen im April mit ausgeprägter Erschöpfung. Sie fühle sich „wie gelähmt", matt, schwer und müde. Sie empfinde ein starkes Jucken der Augen und müsse niesen. Stockschnupfen. Seit der Kindheit komme es auch zu bandförmigen Kopfschmerzen von okzipital an beiden Seiten nach vorne ziehend. Auslösend und verschlimmernd für die Kopfschmerzen und die Pollinosis seien der Umschlag von kaltem nach feuchtwarmem Wetter.

Die Kopfschmerzen sind von Übelkeit und Erbrechen begleitet. Ausgeprägte Erwartungsspannung vor Prüfungen oder öffentlichen Auftritten, dann kommt es auch zu antizipatorischer Diarrhö.

5.8.2 Fallanalyse

Auffallend ist die stabile Symptomatik seit der Kindheit mit Heuschnupfen und Migräne. Es liegen generalisierte Modalitäten vor (< Wetterumschwung von kalt nach feuchtwarm). Wichtiges Symptom ist die Erschöpfung, die den Heuschnupfen begleitet. Von den weiteren Symptomen sind die bandförmigen Kopfschmerzen, die okzipital beginnen, die Auslösung der Kopfschmerzen durch den Wetterumschwung von kalt nach feuchtwarm und die Beschwerden durch Erwartungsspannung von Bedeutung.

5.8.3 Repertorisation

Es werden drei Rubriken aus dem Heuschnupfen-Repertorium und eine Rubrik aus dem Phatak-Repertorium gewählt. Möglich wäre zudem, in einem großen Repertorium die Kopfschmerzensymptome zu repertorisieren.

Empfindungen – Schwere

Ars-i, Arund, Brom, Galph, Gels, Lach, Nat-m, Nux-v, Puls, Sil, Stict

Modalitäten, allgemein – physikalisch – < Wetter, schwüles

Ars, Brom, Carb-v, Gels, Lach, Nat-m, Puls, Sil

Modalitäten, allgemein – physikalisch – < Wetterwechsel, < Temperaturwechsel

Ars, Carb-v, Dulc, Galph, Gels, Kali-i, Lach, Nux-v, Psor, Puls, Ran-b, Sil, Stict, Teucr

Erwartungsspannung, und AGG, durch (Phatak-Repertorium)

Arg-n, Ars, Carb-v, Gel, Lyc, Med, Nat-m, Ph-ac, Plb, Sil

5.8.4 Ergebnis

Gelsemium sempervirens ist in allen Rubriken vertreten. Der Materia-medica-Vergleich ergibt größte Ähnlichkeit zu Gelsemium sempervirens.

5.8.5 Verordnung

Gelsemium sempervirens C200, Einzeldosis 1-mal 3 Globuli

5.8.6 Verlauf

Deutliche Besserung der allergischen Rhinitis innerhalb von 3 Tagen. Im Verlauf erfolgt dann die weitere Therapie mit Gelsemium sempervirens Q3 und Q4, jeden 2. Tag 5 Tropfen. Darunter kommt es nur noch zu minimalen Restbeschwerden, auch die Migräne wird in Häufigkeit und Intensität in den folgenden Monaten deutlich besser.

5.8.7 Fazit

Ein interessanter Fall, der generalisiert gelöst wird. Hier sieht man die Limitationen des Heuschnupfen-Repertoriums. Allerdings kann man auch über das Lokalsymptom zur passenden Arznei kommen.

5.9 Fall 9: Natrium muriaticum (40-jährige Patientin)

5.9.1 Anamnese

Die Patientin stellt sich mit allergischer Rhinitis und Herpes simplex der Lippen vor. Es liegen schmerzhaftes Halskratzen mit Brennen und starker Durst vor. Die Augen tränen mild, ab und zu jucken sie, die Bindehäute sind trocken. Nase: Sie habe das Gefühl, es tropfe, aber beim Schnauben komme nur Schleim, die Nase sei wund. Sie bekommt gerade auf der Lippe einen Herpes. Verschlechterung, wenn sie von draußen nach drinnen geht.

5.9.2 Fallanalyse

Im Vordergrund der Beschwerden stehen das Brennen im Hals mit Durst, die trockenen Augen und das Nasensekret, das die Nase wund macht und der Herpes an den Lippen. Eine Besserung besteht an der frischen Luft.

5.9.3 Repertorisation

Lokalisation – Mund und Rachen – Lippen

Arum-t, Lach, Nat-m, Sil

Empfindungen – Brennen

All-c, Ambro, Aral, Ars, Ars-i, Arum-t, Arund, Brom, Carb-v, Dulc, Euphr, Galph, Iod, Kali-i, Lach, Luf-op, Nat-m, Nux-v, Psor, Puls, Ran-b, Sabad, Sang, Sil, Sin-n, Squil, Wye

Sekretion – Konsistenz – trocken

Aral, Ars-i, Galph, Nat-m, Nux-v, Puls, Sang, Sil, Sin-n, Stict, Teucr, Wye

Sekretion – Konsistenz – wund machend, scharf

All-c, Aral, Ars, Ars-i, Arum-t, Brom, Carb-v, Euphr, Gels, Iod, Kali-i, Lach, Naja, Nat-m, Nux-v, Ran-b, Sang, Sil, Sin-n, Squil, Wye

Allgemeines und Begleitsymptome – Durst

Ars, Arund, Carb-v, Dulc, Iod, Kali-p, Luf-op, Nat-m, Nux-v, Sil

Modalitäten, allgemein – physikalisch – > im Freien, > kühle Luft; < Zimmer

All-c, Ars, Ars-i, Brom, Carb-v, Euphr, Iod, Kali-i, Lach, Luf-op, Nat-m, Puls, Sabad, Sang, Stict, Teucr

5.9.4 Ergebnis

Natrium muriaticum steht in allen Rubriken. Im Materia-medica-Vergleich passt es zu den vorrangigen Beschwerden, auch der Herpes ist ein charakteristisches Symptom für Natrium muriaticum.

5.9.5 Verordnung

Natrium muriaticum C30, 1-mal 2 Globuli

5.9.6 Verlauf

In 2006 und auch in 2007 deutliche Beschwerdebesserung durch Natrium muriaticum C30. In 2008 erneute Vorstellung mit Herpesbläschenbildung in der Nase und auf der Lippe, die Augen brennen wie Feuer und die Nase jucke wie verrückt. Die Tränen seien heftig brennend. Natrium muriaticum in C30 bringt keine anhaltende Besserung. Gabe von Natrium muriaticum in der C200, 1-mal 2 Globuli, anschließend Verkleppern in Wasser. Es kommt zu einer deutliche Besserung von Herpes und Heuschnupfensymptomatik.

5.9.7 Fazit

Natrium muriaticum hat in drei aufeinander folgenden Jahren eine jeweils deutliche Besserung erzielen können.

5.10 Fall 10: Psorinum (5-jährige Patientin)

5.10.1 Anamnese

Die kleine Patientin leidet unter lästigem Heuschnupfen: Die Nase läuft, geht dauernd zu, die Augen schmerzen, es besteht Juckreiz. Seit einem Jahr treten jeweils ab Juni Hautausschläge auf, sie kratzt sich überall, der Juckreiz ist am stärksten in den Kniekehlen, an den Schulterblättern und in den Ellenbeugen (dort ist aber kein Ausschlag zu sehen). Alle Beschwerden verschlechtern sich im Frühling und im Sommer. Bei Sonnenexposition kommt es zu großen, flächigen, roten Flecken. Sie friert schnell, zieht auch eine Jacke an, wenn es warm ist, der Reißverschluss ist immer bis oben zugezogen. Auch an Sommertagen trägt sie bei 30°C eine dicke Winterhose und hat grundsätzlich Socken an. Die Hände sind stets klebrig. Des Weiteren finden sich eine Höhenangst und eine Angst vor Wasser: Sie mag nicht plantschen und will auf keinen Fall im Gesicht nass werden.

5.10.2 Fallanalyse

Besonders betont werden während der Anamnese folgende Symptome: Der ausgeprägte Juckreiz vor allem in den Ellenbeugen, das starke Frieren auch im Sommer, die klebrigen Hände und die Abneigung gegenüber Wasser. Diese Symptome sind von den Eltern schon länger und anhaltend beobachtet worden. Die Heuschnupfensymptome hingegen können nicht näher charakterisiert werden, man findet lediglich die üblichen Beschwerden wie Juckreiz und Schnupfen. Daher muss zur Repertorisation auf ein umfangreicheres Repertorium zurückgegriffen werden:

Tab. 5.1 Repertorisation nach Synthesis Treasure Edition/RADAR 10.

	Psor.	Sulph.	Calc.	Graph.	Merc.	Nat-m.	Calc-sil.	Hep.	Mez.	Sep.	Sil.	Am-m.	Ant-t.	Bar-c.	Bry.
	7	6	5	5	5	5	4	4	4	4	4	3	3	3	3
Haut – Jucken – Hautausschläge – ohne (40)	2	2	–	1	2	1	1	–	3	–	1	–	–	1	–
Haut – Hautausschläge – Sommer; im (5)	–	–	1	–	–	–	–	–	–	–	–	–	–	–	–
Haut – Hautausschläge – Frühling; im (8)	3	–	–	1	–	–	–	–	–	2	–	–	–	–	–
Extremitäten – Hautausschläge – Ellbogen – Ellbogenbeuge (17)	2	1	1	2	1	3	–	2	2	3	–	1	–	–	1
Extremitäten – Hautausschläge – Ellbogen – Ellbogenbeuge – Ekzem (8)	3	1	–	2	–	–	–	–	2	–	–	–	–	–	–
Extremitäten – Schweiß – Hände – Handflächen – klebrig (1)	–	–	–	–	–	–	–	–	–	–	–	–	–	–	–
Extremitäten – Schweiß – Hände – Handflächen (98)	2	3	2	–	2	1	1	1	–	–	3	1	1	1	1
Gemüt – Furcht – hochgelegenen Orten; vor (110)	1	1	1	–	1	1	1	1	–	–	1	1	1	–	–
Allgemeines – Baden, Waschen – Gesichtes, Waschen des – agg. (2)	–	–	–	–	–	–	–	–	–	–	–	–	–	–	–
Allgemeines – Baden, Waschen – agg. (106)	1	3	3	2	2	1	1	2	2	3	1	1	1	2	1

5.10.4 Verordnung

Psorinum C200, 1-mal 3 Globuli

5.10.5 Verlauf

Rücksprache nach 2 Wochen: Die Beschwerden sind wesentlich gebessert, die Hautausschläge sind abgeklungen. Auch in der folgenden Saison treten keine Heuschnupfenbeschwerden oder Hautausschläge mehr auf, nachdem die Arznei 10 Monate nach der ersten Gabe einmalig wiederholt worden war. Die Neigung zu klebrigen Händen ist geblieben.

5.10.6 Fazit

Bei Kleinkindern ist man in der Regel allein auf die Schilderung der Eltern angewiesen, die objektiv beobachtbare Symptome schildern. Die Heuschnupfenbeschwerden können von einem 5 Jahre alten Kind noch nicht differenziert erklärt werden. Daher basiert die Verordnung vor allem auf charakteristischen Symptomen aus anderen Körperbereichen, Allgemein- und Gemütssymptomen.

5.11 Fall 11: Pulsatilla pratensis (30-jährige Patientin)

5.11.1 Anamnese (nach Fragebogen)

Die Patientin leidet seit über 10 Jahren unter Heuschnupfen. Dabei plagen sie ein 24 Stunden anhaltender Stockschnupfen, ein Jucken der Nase, ganztägiges Augenjucken, auch nachts; nach Reiben der Augen entsteht ein Fremdkörpergefühl. Die Nase geht komplett zu, die Augen sind stark gerötet, Lider und Augenränder schwellen an. Die Augen tränen, es entsteht ein grün-gelbliches Sekret. Die Augen reagieren besonders empfindlich auf Wind und sind lichtempfindlich. Der Juckreiz erstreckt sich bis in die Ohren, meist schon bei mäßigem Pollenflug bzw. im Anfangsstadium des Heuschnupfens. Die Beschwerden bessern sich bei feuchter Luft und sind morgens nach dem Aufstehen am geringsten, die Augen sind aber dennoch geschwollen, Kühlen der Augen lindert. Hustenreiz, Kitzeln, zeitweise rasselnder Husten und gelegentlich Juckreiz der Haut sind typische Begleitsymptome.

5.11.2 Fallanalyse

Von der Patientin besonders hervorgehoben werden folgende Symptome: der hartnäckige, Tag und Nacht anhaltende Stockschnupfen, das Jucken der Augen, die Schwellung der Lider und Lidränder und ein sich in die Ohren erstreckender Juckreiz. Ferner werden die Verschlechterung durch Zugluft und die Lichtempfindlichkeit besonders betont.

5.11.3 Repertorisation

Lokalisation – Augen – Lidränder

Arum-t, Carb-v, Euphr, Nux-v, Puls, Sabad

Lokalisation – Ohren – Eustachische Röhre, Gehörgang

Arund, Carb-v, Gels, Nux-v, Puls, Sil, Wye

Empfindungen – Fremdkörpergefühl – Auge

Ars, Carb-v, Euphr, Gels, Iod, Kali-p, Nat-m, Psor, Puls, Ran-b, Sang, Sil, Teucr

Empfindungen – Jucken

Ambro, Aral, Ars, Arum-t, Arund, Carb-v, Euphr, Galph, Iod, Kali-p, Lach, Nat-m, Nux-v, Puls, Ran-b, Sabad, Sil, Teucr, Wye

Sekretion – Nase – Stockschnupfen

Ars, Ambro, Arum-t, Brom, Carb-v, Dulc, Gels, Iod, Lach, Luf-op, Nat-m, Nux-v, Psor, Puls, Ran-b, Sang, Sil, Sin-n, Stict, Teucr

Allgemeines und Begleitsymptome – Lichtempfindlichkeit

Ars, Arund, Euphr, Luf-op, Nat-m, Nux-v, Puls, Ran-b, Sang, Sil

Modalitäten, spezifisch – physikalisch – Tränenfluss – < Wind, < Zugluft

Euphr, Nat-m, Puls

5.11.4 Ergebnis

Pulsatilla pratensis ist in allen Rubriken vertreten.

5.11.5 Verordnung

Pulsatilla pratensis C30, 1-mal morgens 3 Globuli über insgesamt 5 Tage

5.11.6 Verlauf

Rückmeldung nach 3 Wochen: Wenige Tage nach Einnahme war das Verstopfungsgefühl der Nase zu 80 % gebessert, es lagen keine Augenbeschwerden mehr vor, der Hustenreiz war komplett verschwunden.

5.11.7 Fazit

Hier wurde die Anamneseerhebung mittels Fragebogen durchgeführt. Die beim Besuch in der Praxis zunächst uncharakteristisch geschilderten Beschwerden konnten im Laufe der nächsten Tage durch exakte Beobachtung konkretisiert werden. Die anschließende Repertorisation und der Materiamedica-Abgleich ergab ein klares Bild. Die Besserung nach Mittelgabe trat rasch und deutlich ein und war anhaltend.

5.12 Fall 12: Silicea terra (7-jähriger Patient)

5.12.1 Anamnese

Heuschnupfen seit einem Jahr, die Beschwerden treten saisonal ab Anfang Mai auf. Zu beobachten ist häufiges Niesen morgens, schon im Bett. Dabei besteht nur leichter Schnupfen, der sich draußen verschlechtert. Die Augen sind rot und jucken, es kommt zu Konjunktivitis. Oft tritt Husten auf, der sich besonders nach Kontakt mit Pferden verstärkt. Außerdem kommt es zu rezidivierenden Infekten bei Adenoiden: Der kleine Patient atmet immer durch den Mund. Vor 2 Jahren war bereits eine Adenotomie durchgeführt worden, die keinerlei Besserung bewirkte. Es kommt häufig zu Mandelentzündungen, die Halslymphknoten sind stets deutlich tastbar. Er hatte bereits mehrmals Otitis media, häufig Krupp-Syndrom und Bronchitis. Er mag es lieber warm und friert sehr schnell. Kalte Luft verschlechtert, er trägt auch bei warmer Witterung ein Stirnband, nachts ist er mit einer dicken Decke zugedeckt und hat immer kaltfeuchte Füße. Bei Aufenthalt am Meer geht es ihm sehr gut. Er ist sehr schüchtern, zurückhaltend, flüstert während der Anamnese nur mit der Mutter, wirkt brav und „wohlerzogen".

5.12.2 Fallanalyse

Hervorstechende Symptome sind das häufige Niesen morgens, der Juckreiz der Augen und die Frostigkeit.

5.12.3 Repertorisation

Allgemeines und Begleitsymptome – Frostig

Ars, Arund, Carb-v, Dulc, Euphr, Gels, Kali-p, Nat-m, Nux-v, Psor, Puls, Ran-b, Sabad, Sil, Stict, Teucr

Allgemeines und Begleitsymptome – Niesen

All-c, Ambro, Aral, Ars, Ars-i, Arund, Brom, Carb-v, Dulc, Euphr, Galph, Gels, Iod, Kali-i, Kali-p, Lach, Nat-m, Nux-v, Puls, Sabad, Sang, Sil, Sin-n, Squil

Modalitäten, spezifisch – zeitlich – Niesen – < morgens 4–9 Uhr

All-c, Gels, Nux-v, Puls, Sil

Darüber hinaus finden sich keine charakteristischen Heuschnupfensymptome, sodass die Repertorisation vor allem auf Allgemein- und Gemütssymptomen beruht und ein größeres Repertorium ergänzend bemüht werden muss.

5 Kasuistiken

Tab. 5.2 Repertorisation aus Synthesis Treasure Edition/RADAR 10.

		Sil.	Lyc.	Phos.	Puls.	Sep.	Nat-m.	Sulph.	Bar-c.	Bry.	Carb-v.	Carc.	Cupr.	Lach.	Mag-m.	Merc.
		8	6	6	6	6	5	5	4	4	4	4	4	4	4	4
Gemüt – Schüchternheit, Zaghaftigkeit – Kindern; bei	(28)	1	–	1	1	1	1	1	1	–	1	1	1	–	–	–
Gemüt – Sprache – flüsternd – antwortet der Mutter und nicht dem Arzt direkt	(1)	1	–	–	–	–	–	–	–	–	–	–	–	–	–	–
Gemüt – Schüchternheit, Zaghaftigkeit – Öffentlichkeit; beim Auftreten in der	(34)	3	2	1	–	–	–	–	–	–	2	–	1	1	–	–
Kopf – Einhüllen des Kopfes – amel. – festes Binden	(12)	2	–	–	1	2	–	–	–	1	–	–	–	–	–	1
Kopf – Einhüllen des Kopfes – amel.	(17)	2	–	1	–	–	1	–	–	–	–	–	–	–	1	–
Nase – Niesen – morgens	(75)	1	1	1	2	2	2	3	–	1	–	–	–	–	–	1
Mund – Offen	(62)	1	3	2	1	–	–	3	3	2	1	–	1	3	1	1
Extremitäten – Schweiß – Füße – kalt	(72)	2	3	1	3	2	–	2	3	–	3	1	2	1	2	2
Allgemeines – Meer; am – amel.	(53)	1	1	–	1	1	2	–	–	1	–	2	–	–	1	–
Allgemeines – Krankengeschichte von; persönliche – Tonsillitis; von wiederkehrender	(28)	2	1	–	–	1	1	1	3	–	–	1	–	1	–	–

5.12.5 Verordnung

Silicea terra C200, 1-mal 3 Globuli

Weitere Empfehlung: Silicea terra D12, 2-mal täglich 3 Globuli bei akuten Heuschnupfensymptomen

5.12.6 Verlauf

Die Rückmeldung erfolgt erst nach einem halben Jahr, da der kleine Patient ohne weitere Medikation komplett beschwerdefrei war. Auch in der folgenden Saison bestanden keine Heuschnupfenbeschwerden. Erfreulicherweise ist auch die Kälteempfindlichkeit verschwunden; eine leichte Virusinfektion klang ohne Probleme ab.

5.12.7 Fazit

Bei Kindern ist man in der Regel auf die Schilderung der Eltern angewiesen, die Heuschnupfenbeschwerden können meist noch nicht differenziert erklärt werden. Die Verordnung basiert daher vor allem auf charakteristischen Symptomen aus anderen Körperbereichen, Allgemein- und Gemütssymptomen (vgl. Fall 8, Psorinum). Die Beschwerdebesserung erstreckt sich hier auch auf die Infektionsanfälligkeit und die Adenoide.

6 Literatur

6.1 Allgemein

Constien A, Reese I, Schäfer C: Praxisbuch Lebensmittelallergie. München: Südwest; 2007.

Comtois P: The experimental research of Charles H. Blackley. Aerobiologia 1995; 11: 63–68.

Emanuel MB: Hay fever, a post industrial revolution epidemic: a history of its growth during the 19th century. Clinical Allergy 1988; 18: 295–304.

Grevers G, Röcken M (Hrsg.): Taschenatlas Allergologie. Grundlagen, Diagnostik, Klinik. Stuttgart: Thieme; 2008.

King J, et al.: Treatment Options for Allergic Rhinitis: Scientific Review. UC Davis Center for Health Services Research in Primary Care; California HealthCare Foundation. July 2005.

Leitlinien Allergologie: Allergische Rhinokonjunktivitis. AWMF-Leitlinien-Register Nr. 061/014. Letzte Aktualisierung August 2003. www.leitlinien.net.

Müller U, et al.: Good Allergy Practice. Eine Stellungnahme der Spezialistenkommission der Schweizerischen Gesellschaft für Allergologie und Immunologie. Schweizerische Ärztezeitung/Bulletin des médecins suisses/Bollettino dei medici svizzeri 2000, 81: 2324–2339.

Schadewaldt H: Homöopathie und Schulmedizin. Eine historische Würdigung. AHZ 1972; 217: 98–107, 160–164, 213–216.

Scholz H, Schwabe U (Hrsg.): Taschenbuch der Arzneibehandlung. Angewandte Pharmakologie. 13., überarb. und akt. Aufl. Heidelberg, Berlin: Springer; 2005.

Wahn U, Seger R, Wahn V: Pädiatrische Allergologie und Immunologie. München: Elsevier/Urban&Fischer; 2005.

6.2 Homöopathie, Isopathie

Bellavite P et al.: Immunology and Homeopathy. 1. Historical Background. eCAM 2005; 2 (4): 441–452.

Boger CM: Collected Writings. Ed. by R. Bannan. Edinburgh: Churchill Livingston; 1994.

Braun A: Methodik der Homöotherapie. 4. erw. und verb. Aufl. Stuttgart: Sonntag; 1992.

Das RBB: Select your remedy. Vishwamber Free Homoeo Dispensary. 15th edition. New Delhi; 1993.

Friese KH: Allergien. http://www.dr-friese.de (Letzter Zugriff am 18.05.2008).

Friese KH: Handbuch der Heuschnupfentherapie. Stuttgart: Sonntag; 2000.

Friese KH: Homöopathie in der HNO-Heilkunde. Stuttgart: Hippokrates; 2005.

Gibson RG et al.: A new aspect of psora- the recognition and treatment of house dust mite allergy. Br Homeopath J 1980; 69: 151–7.

Gypser KH (Hrsg.): Herings Medizinische Schriften in drei Bänden. Göttingen: Burgdorf; 1988.

Hahnemann S: Die chronischen Krankheiten. Theoretische Grundlagen. Mit allen Änderungen von der 1. Aufl. (1828) zur 2. Aufl. (1835) auf einen Blick. Bearbeitet von M. Wischner. 3. Aufl. Stuttgart: Haug; 2006.

Hahnemann S: Organon der Heilkunst. Standardausgabe der sechsten Auflage. Auf der Grundlage der 1992 vom Herausgeber bearbeiteten textkritischen Ausgabe des Manuskriptes Hahnemanns (1842) hrsg. von J.M. Schmidt. 2. Aufl. Heidelberg: Haug; 1999.

Imhäuser H: Behandlung mit potenziertem Eigenblut. AHZ 1988; 233: 133–138.

Imhäuser H: Homöopathie in der Kinderheilkunde. 9. Aufl. Heidelberg: Haug; 1991.

Imhäuser H: Umstimmung mit potenziertem Eigenblut. ZKH 1981; 25: 180–189.

Kannengießer UI: Der Tierarzt J.J.W. Lux (1773–1849) und die Veterinärhomöopathie im 19. Jahrhundert. In: Dinges M (Hrsg.): Homöopathie. Patienten – Heilkundige – Institutionen. Von den Anfängen bis heute. Heidelberg: Haug; 1996.

Kayne SB, Beattie N: The use of isopathy in the treatment of allergies. Proceedings of the 55th Congress LMHI. Budapest; 2000, p 30.

Köhler G: Lehrbuch der Homöopathie. Bd. 2. Stuttgart: Hippokrates; 1986.

Lucae C: Grundbegriffe der Homöopathie. Ein Wegweiser für Einsteiger. 2., bearb. und erw. Aufl. Essen: KVC; 2004.

Morrison R: Handbuch der Pathologie zur homöopathischen Differentialdiagnose. Groß Wittensee: Kai Kröger; 1999.

Morris-Owen RM et al: Observations on the effect of house dust potencies. Br Homeopath J 1981; 70: 70–87.

Müller KJ: Dermatophagoides pteronyssinus (Hausstaubmilbe). Das chronische Bild. Kasuistiksammlung von K.-J. Müller. 1. Aufl. Eigenverlag; 2007. (Die Arzneimittelprüfung ist frei erhältlich bei www.homoeopathie-wichmann.de.)

Nebel A: Beitrag zur Geschichte der Isopathie. Zeitschrift des Berliner Vereins homöopathischer Ärzte 1900; 19: 309–323, 1901; 20: 36–48.

Rost J: Homoeopathy-isopathy. Br Homeopath J 1986; 75: 6–9.

Shore J: How I Treat Seasonal Allergies. Br Homeopath J 1994; 83: 68–77.

Teut M, Dahler J, Lucae C, Koch U: Kursbuch Homöopathie. München: Elsevier/Urban & Fischer; 2008.

Tischner R: Geschichte der Homöopathie. Teil 1–4 (in Band 1). Leipzig: Schwabe; 1932–39.

Vakil P: Erkrankungen von Hals, Nase, Ohr und Respirationstrakt. Lehrbuch der homöopathischen Therapie. Bd. 3. Leer: Grundlagen und Praxis wissenschaftlicher Autorenverlag; 2006.

Voegeli A: Homöopathie und Isopathie. ZKH 1974; 18: 25–30.

Weiss U: Eigenblutnosoden aus pharmazeutischer Sicht. AHZ 1988; 233: 177–183.

Van Wijk R, Wiegant FAC: The Similia Principle. An experimental Approach on the cornerstone of Homeopathy. Essen: KVC; 2006.

6.3 Wissenschaftliche Studien

Aabel S et al.: Is homeopathic „immunotherapy" effective? A double-blind, placebo controlled trial with the isopathic remedy Betula C 30 for patients with birch pollen allergy. Br Homeopath J 2000; 89: 161–168.

Aabel S: No beneficial effect of isopathic prophylactic treatment for birch pollen allergy during a low- pollen season: a double blind, placebo-controlled clinical trial of homeopathic Betula C 30. Br Homeopath J 2000; 89: 169–173.

Aabel S: Prophylactic and acute treatment with the homeopathic medicine, Betula 30c for birch pollen allergy: a double-blind, randomized, placebo-controlled study of consistency of VAS responses. Br Homeopath J 2001; 90: 73–8.

Bellavite P, et al.: Immunology and Homeopathy. 4. Clinical Studies- Part 2. eCAM 2006; 3 (4): 397–409.

Colin P: Homeopathy and respiratory allergies: a series of 147 cases. Homeopathy 2006 Apr; 95(2): 68–72.

Lewith GT, Watkins AD, Hyland ME et al.: Use of ultramolecular potencies of allergen to treat asthmatic people allergic to house dust mite: double blind randomised controlled clinical trial. Br Med J 2002; 324: 520.

Hardy J: A double-blind placebo controlled trial of house dust potencies in the treatment of house dust allergy. Br Hom Res Group Comm 1984;11: 75–6.

Jonas WB, Kaptchuk TJ, Linde K: A Critical Overview of Homeopathy. Ann Intern Med. 2003; 138: 393–399.

Kim L et al.: Treatment of Seasonal Allergic Rhinitis Using Homeopathic Preparation of Common Allergens in the Southwest Region of the US: A Randomized, Controlled clinical trial. The Annals of Pharmacotherapy 2005; 39: 617–624.

Launsø L, Kimby CK, Henningsen I et al.: An exploratory retrospective study of people suffering from hypersensitivity illnesses who attend medical or classical homeopathic treatment. Homeopathy 2006 Apr; 95(2): 73–80.

Linde K, Jobst KA: Homeopathy for chronic asthma. (Cochrane Review). In: The Cochrane Library. Issue 1. Oxford: Update Software; 2000.

McCarney RW, Lasserson TJ, Linde K et al.: An overview of two Cochrane systematic reviews of complementary treatments for chronic asthma: acupuncture and homeopathy. Respir Med. 2004 Aug;98(8): 687–96.

McCarney RW, Linde K, Lasserson TJ: Homeopathy for chronic asthma. Cochrane Database Syst Rev. 2004;(1):CD000353. Update of: Cochrane Database Syst Rev. 2000; (2):CD000353.

Taylor MA, Reilly D, Llewellyn-Jones RH et al.: Randomised controlled trial of homoeopathy versus placebo in perennial allergic rhinitis with overview of four trial series. Br Med J 200; 321: 471–6.

Passalacqua G, Bousquet PJ, Carlsen KH et al.: ARIA update: I–Systematic review of complementary and alternative medicine for rhinitis and asthma. J Allergy Clin Immunol. 2006 May; 117(5): 1054–62.

Reilly DT et al.: Is homoeopathy a placebo response? Controlled trial of homeopathic potency, with pollen in hay fever. Lancet 1986; ii: 881–6.

Reilly DT, Taylor MA et al.: Potent placebo or Potency? A proposed study model with initial findings using homeopathically prepared pollens in hay fever. Br Homeopath J 1985; 74: 65–75.

Taylor M, Reilly DT et al.: Randomised controlled trial of homoeopathy versus placebo in perennial allergic rhinitis with overview of four trial series. BMJ 2000; 321: 471–7.

Teut M, Dahler J, Schnegg C: Arbeitsgruppe Homöopathische Arzneimittelprüfungen des Altwilseder Forums für Homöopathie: Galphimia glauca – Eine homöopathische Arzneimittelprüfung. In: Albrecht H, Frühwaldt M (Hrsg.): Jahrbuch Bd. 14. Karl und Veronica Carstens-Stiftung. Essen: KVC; 2007.

Teut M, Dahler J, Schnegg C and the Wilsede Study Group for Homoeopathic Provings: A Homoeopathic Proving of Galphimia glauca. Forschende Komplementärmedizin 2008; 15 (in print).

Walach H, v Lucadou W: Sind homöopathische Effekte replizierbar? Das Isopathiemodell unter der (parapsychologischen) Lupe. Forsch komplementärmed Klass

Naturheilkd 2001; 8: 39–46. [http://content.karger.com/ProdukteDB/produkte.asp?Aktion=ShowAbstract&ArtikelNr=57193&Ausgabe=228272&ProduktNr=224242].

Weiser M: A Randomized Equivalence Trial Comparing the Efficacy and Safety of Luffa comp.- Heel Nasal Spray with Cromolyn Sodium Spray in the Treatment of Seasonal Allergic Rhinitis. Forsch Komplementärmed 1999; 6: 142–148.

Wiesenauer M, Lüdtke R: A meta-analysis of the homoeopathic treatment of pollinosis with galphimia glauca. Forsch Komplementärmed 1996; 3: 230–234 [mit Verzeichnis der Einzelstudien].

Wiesenauer M, Lüdtke R: Eine Metaanalyse der homöopathischen Behandlung der Pollinosis mit Galphimia glauca. Wiener Medizinische Wochenschrift 1997; 147 (14): 323–327 [mit Verzeichnis der Einzelstudien].

Witt C et al.: Homeopathic medical practice: Long-term results of a cohort study with 3981 patients. BMC Public Health 2005; 5:115 [http://www.biomedcentral.com/1471-2458/5/115].

Witt C et al.: Outcome and costs of homoeopathic and conventional treatment strategies: a comparative cohort study in patients with chronic disorders. Complement Ther Med. 2005 Jun;13(2): 79–86.

Witt C, Linde K: Wissenschaftliche Grundlagen und Forschung. In: Teut M, Dahler J, Lucae C, Koch U. Kursbuch Homöopathie. München: Elsevier/Urban&Fischer; 2008.

6.4 Repertorien

Boger CM: Boenninghausen's Characteristics and Repertory. New Delhi: B Jain; 1991 (Nachdruck).

Boger CM: General Analysis. Übers. von J. Ahlbrecht. Hamburg: Bernd von der Lieth; 2004.

Boger CM: Synoptic Key zur homöopathischen Materia medica. Übers. von J. Ahlbrecht. Hamburg: Bernd von der Lieth; 2007.

Boger CM: Synoptic Key. Übers. von J.H. Heinrich. Ruppichteroth: Similimum; 2002.

Bönninghausen C: Bönninghausens Therapeutisches Taschenbuch. Hrsg. von K.H. Gypser. 2. Aufl. Stuttgart: Sonntag; 2002.

Kent JT: Kent Repertorium der homöopathischen Arzneimittellehre. Nachdruck der deutschen Übersetzung von W. Erbe. 4. Aufl. Stuttgart: Hippokrates; 1986.

Phatak SR: Homöopathisches Repertorium. Übers. und bearb. von v.E.v. Seherr-Thons. München: Elsevier/Urban&Fischer; 2006.

Schroyens F: Synthesis. Repertorium homeopathicum syntheticum. Edition 9.1. Hahnemann Institut. Greifenberg 2007 (Computerrepertorium RADAR, Archibel).

6.5 Arzneimittellehren

Boger CM: Boenninghausen's Characteristics and Repertory. New Delhi: B. Jain; 1991 (Nachdruck).

Boger CM: Synoptic Key zur homöopathischen Materia medica. Übers. von J. Ahlbrecht. Hamburg: Bernd von der Lieth; 2007.

Boger CM: Synoptic Key. Übers. von J.H. Heinrich. Ruppichteroth: Similimum; 2002.

Gypser KH: Grundzüge der homöopathischen Heuschnupfenbehandlung. Schriftenreihe der Gleeser Akademie homöopathischer Ärzte. Heft 1. Glees: Wunnibald Gypser; 2005.

Hahnemann S: Gesamte Arzneimittellehre. Alle Arzneien Hahnemanns: Reine Arzneimittellehre, Die Chronischen Krankheiten und weitere Veröffentlichungen in einem Werk. Bd. 1–3. Hrsg. und bearb. von C. Lucae und M. Wischner. Stuttgart: Haug; 2007.

Hering C: The Guiding Symptoms of our Materia Medica. New Delhi: B. Jain; 1994.

Madaus G: Lehrbuch der biologischen Heilmittel. Mit einem Vorwort von Dr. R. Madaus. 3 Bde. Hildesheim, New York: Georg Olms; 1979.

Mezger J: Gesichtete homöopathische Arzneimittellehre. Bearb. nach den Ergebnissen der Arzneiprüfungen, der Pharmakologie und den klinischen Erfahrungen (Bd. 1, 2). 11. Aufl. Heidelberg: Haug; 1999.

Phatak SR: Homöopathische Arzneimittellehre. Übers., anhand der Quellen überprüft und bearb. von F. Seiß. München: Elsevier/Urban&Fischer; 2004.

Vermeulen F: Konkordanz der Materia Medica. Haarlem: Emryss bv; 2000.

Vermeulen F: Synoptische Materia Medica. Groß Wittensee: Kai Kröger; 1998.

Vermeulen F: The New Synoptic One. The Silver Book Rekindled. Haarlem: Emryss bv; 2004.

Vermeulen F: Synoptische Materia Medica 2. Haarlem: Emryss bv; 1998.

7 Sachverzeichnis

A

Allergenfragmente 6
Anamnese 6, 11
Antiallergika 10
Antihistaminika 10, 15
ARIA-Dokumentation 5
Autoisopathie 14

B

Begleiterkrankung 4
Behandlungsstrategie 20
Blackley, Charles H. 1
Bostock, John 1
Braun, Arthur 13–14

C

catarrhus aestivus 1
Cromone 10

D

Darreichungsform 25
Dekongestiva 10
Desensibilisierung 11
Diagnostik 6
Dosierung 23, 25

E

Eigenblut 14
Eigenblutnosode 14
Encasing 11
Entzündungsmediator 6
Entzündungsreaktion 5
Epikutantest 7
Erkrankungshäufigkeit 3
Evidenz 15
Expositionsanamnese 6

F

Fallanalyse 21
Familiengeschichte 6
Fragebogen 22, 26

G

Gabengröße 25
Glukokortikosteroid 10

H

Hahnemann, Samuel 2
Hausstaubmilbe 13
Hausstaubmilbenallergie 11
Heberden, William 1
Hering, Constantin 12
HIT (**H**omöopathische **I**mmun**t**herapie) 13
Hochpotenz 23–25
Hyposensibilisierung 2, 11

I

Idiosyncrasie 2
Imhäuser, Hedwig 14
Immunglobulin E 3, 6
Immuntherapie
– allergen-spezifische (SIT) 11
– homöopathische (HIT) 13
– sublinguale (SLIT) 11
Intrakutantest 7
Isode 12
Isopathie 12–13, 15

K

Köhler, Gerhard 14
Komplexmittel 14–15
Kreuzallergene 11
Kreuzallergien 5

7 Sachverzeichnis

L

Lebensqualitätsparameter 5
Lebenszeitprävalenz 3
Leitsymptome 4
Leukotrienrezeptorantagonisten 10
LM-Potenz 25
Lux, Johann J. W. 12

M

Metaanalyse 15, 19
Mittelwahl 23

N

Nahrungsmittelallergie 5
Nash, Eugene B. 2

P

Pathophysiologie 5
Phoebus, Philipp 1
Pirquet, Clemens von 2
Plussing 23
Potenzen 24
Potenzgrad 25
Potenzwahl 25
Pricktest 7
Provokationstest, nasaler 7

Q

Q-Potenz 25

R

RAST-Test 7
Repertorisation 23
Rosenschnupfen 1

S

Schick, Béla 2
SIT (allergen-spezifische Immuntherapie) 11
SLIT (sublinguale Immuntherapie) 11
Sofortreaktion 6
Studienergebnisse 15
Sympathomimetika 10

T

Therapie 24
Therapiemöglichkeiten 23
Tiefpotenzen 23–26

U

Untersuchung 6

V

Verkleppern 23
Voegeli, Adolf 13

W

Wirksamkeitsnachweis 16

„Schwachpunkt" Rücken: so optimieren Sie den Behandlungsverlauf.

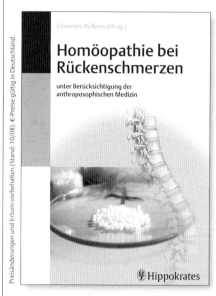

J. Wilkens (Hrsg.)
Homöopathie bei Rückenschmerzen
unter Berücksichtigung der
anthroposophischen Medizin
2008, 102 S., 7 Abb., 3 Tab., kt.
€ [D] 24,95
ISBN 978-3-8304-5386-4

Rückenschmerzen - Volksleiden Nummer 1: wie mit einer sich ergänzenden Kombination von Homöopathie und anthroposophischer Medizin deutlich verbesserte Behandlungserfolge erzielt werden können, zeigt dieses Buch.

Die Heilmittel der anthroposophischen Medizin wirken stärker auf die Organe und stabilisieren den „Schwachpunkt" Rücken. Die individuelle Gabe der Homöopathika optimiert hingegen den konkreten Behandlungsverlauf und therapiert den ganzen Menschen. Therapeuten profitieren von einem unkomplizierten, leicht erlernbaren und damit in der Praxis schnell umsetzbaren Konzept. Die Behandlungsoptionen sind optimal auf den jeweiligen Fall abgestimmt.

,, *Wie mit anthroposophischer und homöopathischer Medizin umgegangen wird, wird an konkreten Beispielen erklärt. So sind die Empfehlungen in dem Buch im Praxisalltag direkt und schnell umsetzbar."*
[Ärzte Zeitung 23.6.08]

MVS Medizinverlage Stuttgart GmbH & Co. KG
Oswald-Hesse-Str. 50
70469 Stuttgart
Tel. 0711/8931-900
Fax 0711/8931-901
www.medizinverlage.de
kundenservice@thieme.de

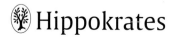